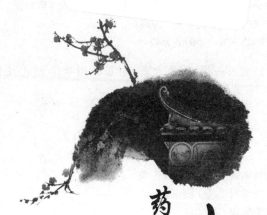

小郎中跟师日记

③

药性歌括400味·下

曾培杰　丁润雅　著

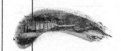

中国科学技术出版社

·北京·

**图书在版编目（CIP）数据**

小郎中跟师日记.③,药性歌括400味.下/曾培杰,丁润雅著.—北京：中国科学技术出版社,2023.6

ISBN 978-7-5046-9642-7

Ⅰ.①小… Ⅱ.①曾…②丁… Ⅲ.①中医学 Ⅳ.① R2

中国版本图书馆 CIP 数据核字 (2022) 第 100429 号

---

| | | |
|---|---|---|
| **策划编辑** | 韩　翔　于　雷 | |
| **责任编辑** | 延　锦 | |
| **文字编辑** | 靳　羽 | |
| **装帧设计** | 佳木水轩 | |
| **责任印制** | 徐　飞 | |

---

| | | |
|---|---|---|
| 出　　版 | 中国科学技术出版社 | |
| 发　　行 | 中国科学技术出版社有限公司发行部 | |
| 地　　址 | 北京市海淀区中关村南大街 16 号 | |
| 邮　　编 | 100081 | |
| 发行电话 | 010-62173865 | |
| 传　　真 | 010-62179148 | |
| 网　　址 | http://www.cspbooks.com.cn | |

---

| | | |
|---|---|---|
| 开　　本 | 889mm×1194mm　1/32 | |
| 字　　数 | 191 千字 | |
| 印　　张 | 8.5 | |
| 版　　次 | 2023 年 6 月第 1 版 | |
| 印　　次 | 2023 年 6 月第 1 次印刷 | |
| 印　　刷 | 北京盛通印刷股份有限公司 | |
| 书　　号 | ISBN 978-7-5046-9642-7/R・2909 | |
| 定　　价 | 32.00 元 | |

---

（凡购买本社图书，如有缺页、倒页、脱页者，本社发行部负责调换）

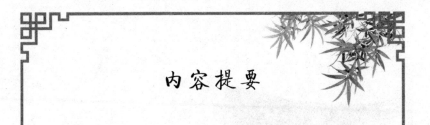

# 内容提要

　　《药性歌括四百味》为明代医家龚廷贤所撰，在医药界流传颇广，影响很大，是一部深受读者欢迎的中医阐释性读物。该书以四言韵语文体，介绍了四百余味常用中药的功效和应用。其内容简要，押韵和谐，便于记诵，不失为初学者的良师益友。但因成书年代久远，有些文字比较深奥，错讹之处亦属难免。鉴于此，编者以原著为依托，在无损原著的前提下，结合编者日常所遇病例，采用讲故事的形式，分上、下两册，生动形象地讲述了各种药物的性味归经、主治及配伍方法等，轻松达到传播与教授中医文化及中草药知识的目的，非常适合广大中医药爱好者阅读参考。

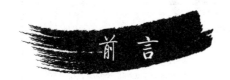

前言

　　生活不止眼前的苟且，还有梦想和远方。

　　我从事临床护理工作，将近十年的时间，每日奔波于病房和患者之间，直到有一天，自己的身体出现了疾病。做完手术后，躺在病床上，我不断地问自己：润雅，这是你想要的生活吗？这就是你想要的生活吗？

　　心中作答：不，这不是我想要的生活！

　　可我发现自己的回答竟然是那么的苍白无力。

　　值得庆幸的是，医院为了照顾我，把我分配到了相对轻松的理疗科，让我见识到针灸的厉害。

　　在网络上找到一位针灸老师，得到答复后，我毅然辞职，只身一人前往山东安丘。在老师的诊所里跟师学习针灸一年后，我发现自己仍然不敢往患者身上扎针。

　　但在这一年的时间里，我有幸阅读了两套书——《小郎中学医记》《任之堂跟诊日记》，我特别佩服作者的文采和余浩老师心怀天下苍生，他们为传承中医所做的努力，更让我读懂了中国中医文化的伟大与神奇。

我对中药产生了浓厚的兴趣，并暗自下决心，一定要跟随作者学习中医草药。

技不精，不敢医人。

尚未征得曾师的同意，我就擅自来到五经富寻师，在被曾师屡次拒绝后，我仍然坚持留下来。半日跟师义诊，半日下田干活。在跟师义诊抄方过程中，我感受到了恩师心怀天下的大爱。为了普及中医，义诊后仍然每日笔耕不辍。

看到恩师每日风雨无阻地前去义诊；看到很多患者服用恩师开的处方康复后特地前来答谢恩师。

我会想恩师处方中的用药原理，会琢磨常见药物的药性，也会为背不熟《药性赋》而烦恼和自责。

随恩师下田干活，我被蚊子咬得上蹿下跳，看着小腿上被蚊子咬的包密密麻麻，会心疼自己；被蚂蚁咬到脖子，晚上疼得睡不着觉；被茅根扎到脚板没及时处理而化脓……

当经历过这些事情，我发现自己不再怨天尤人，感觉自己的身体越来越强壮，自己越来越坚强！每天耳濡目染恩师的言谈举止，知道自己在努力成长，我发现自己比刚来这里时从容淡定了许多，

小美说：一切都是最美好的安排。

在这里，每日收获的点点滴滴，都将是我最美好的回忆！

感恩我的父母帮我照顾五岁的女儿，让我无后顾之忧；感恩先生对我每次做决定的赞同与支持，让我安心

学习；感恩恩师对我的考验与教导，让我知道实现梦想需要不断付出努力和勤奋；感恩陈老师为我的跟师日记所付出的时间与精力，让我知道身后还有一批默默无闻的中医知识普及者。

感恩老师和孩子们，让我的生命更加丰满……

感恩所有的人，所有的事，感恩遇见！

丁润雅

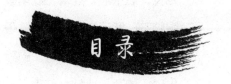

目 录

壹

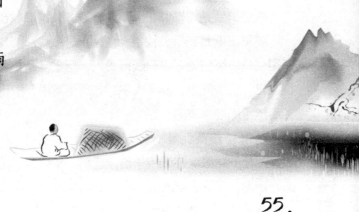

12月29日
星期五
阴有小雨

55.
刺猬皮、蛤蚧、蝼蛄、桑螵蛸

愚痴的人一直想要别人了解他，而有智慧的人却一直努力了解自己！

很多时候我们不断地向外求，想要听到别人对自己的赞美，却忘了我们自己真正的需求。

刺猬皮苦，主医五痔，

阴肿疝痛，能开胃气。

桑螵蛸咸，淋浊精泄，

除疝腰疼，虚损莫缺。

刺猬皮与桑螵蛸同属固精缩尿止带药。

桑螵蛸性平，味甘咸，归肝、肾经，具有固精缩尿，补肾助阳的功效，可用于治疗肾虚不固所致的遗精，滑精，遗尿，小便白浊，肾虚阳痿，白带过多。

桑螵蛸就是螳螂卵，真是太有趣了，螳螂卵也可入药。

刺猬皮就是刺猬的皮。《大医精诚》记载：自古名贤治病，多用生命以济危急，虽曰贱畜贵人，至于爱命，人畜一也，损彼益己，物情同患，况于人乎！老师也常说，能用植物代替的药尽量不用动物类药。

刺猬皮归肾、胃、大肠经，具有固精缩尿，收敛止血，化瘀止痛的功效。临床用于治疗遗精，滑精，遗尿，尿频，便血，痔血，胃痛，呕吐。

蛤蚧味咸，肺痿血咯，

传尸劳疰，服之可却。

蛤蚧性平，味咸，归肺、肾经。常与人参、贝母、杏仁配伍，用于治疗肺肾不足，虚喘气促，劳嗽咳血；还可助阳益精，用于治疗肾虚阳痿，遗精。

蛤蚧可补肺益肾，纳气定喘，但风寒或实热咳喘者忌服。

蝼蛄味咸，治十水肿，

上下左右，效不旋踵。

蝼蛄，俗称土狗。小时候与父亲下田干活时见到过，它喜欢待在湿润的稻田里，犁田一放水，它们就会在水里游泳。我们捉住它，然后盖在手心里，它的钳子在掌心挠，痒痒的。

其性寒味咸，入膀胱、小肠、大肠经，具有利水通便、消肿解毒的功效。又入血分，性善走窜，既可活血化瘀，又能消痈解毒。

临床用于治疗胞衣不下，肝硬化腹水，泌尿系结石，术后尿潴留，以及肠和膀胱痹阻引起的二便不通，肉中刺，难产水肿，痈肿恶疮。

想不到小时候陪我们玩过的蝼蛄也是一味功效奇大的药物。

患者，女，18岁，自诉晚上睡不着。

老师把完脉后说："没什么大问题，平时注意不要思虑太过。十八九岁就像刚升起的太阳，朝气蓬勃，多乐呵乐呵就好。教你一招，晚上睡觉的时候把右手掌心放在小腹部，用心感觉掌心的热，慢慢让小腹变暖，这样很快就会睡着的。"

我听后会心一笑。因为我晚上睡觉前就是这样做的，真的能很快入睡。这叫专心，将注意力全部聚在掌心腹部，让自身之热暖自身之寒，当然还要配合呼吸。

女孩问："就这样？"

老师点头："就这样。"

女孩又问："不用吃药吗？"

老师又点头："不用吃药。"

女孩高兴地说："这样也可以治疗失眠，中医治病太有趣了。"

是呀，中医治病有时就是这么简便。

药房里，我仍旧在练习拣药，50剂活血化瘀止痛的药，有桃仁、红花、威灵仙、鸡血藤、当地草药千金拔、马胎……

我看着这些草木，想象着50剂药，要服用近2个月，这位患者真够有耐心的，并且对开出处方的医生，产生了膜拜……

曾姐听我说完，笑了笑说："哪儿呀，这是骨科医院给患者外用泡脚治疗的。"

五经富的骨伤科医院很有名，一些市里医院搞不定的疾病到这里，都能得到有效的治疗。

我"哦"了一声，想五经富还真是卧虎藏龙。

我记起在这里有一位医生把脉很神，可以治疗各种疾病，但他治病时翻过来覆过去，总是那几张方子。处方上的剂量变化不大，用来用去也就几味药。尽管如此当地人还是很乐意去找他治病。

陈哥偶尔也会用一些活血化瘀的药研成粉末，以治疗跌打损伤。患者反馈说效果很明显，能够止痛消肿。

我见后跟陈哥说，以后有什么秘方也传点给我。

陈哥乐呵呵地说："我没有什么秘方。你要的话给你就好，就在桌子边上。"说完，用手指了指。

农场里的红菜薹不断地拔节，按时间来算，应该可以吃了。可它还在疯长，不抽芯。这也怪我，栽得太密，限制了它的生长空间，现在移栽也不太适合。就这样吧，就算没菜心，看着茂盛的一片，生机勃勃，心也很明朗。

有学生问："老师，现在中医百花齐放，百家争鸣，该学哪种好呢，该看什么书合适呢？"

老师说："经典书籍也好，各家学派也罢，各有各的优点，但共同点都是用最轻松的方法解决患者的痛苦，这只是术的层面，其实真正的医生还是自己！"

是呀，如果用分别心对待经典，或对待各家学派研究成果，何时是个头。治病也好，救己也罢，都需要自己前行，找到适合自己的方法……

弟子：师父，为什么贫血兼瘀血的患者在治疗时要先祛瘀血？

师父：瘀血不去，新血不生。

有些患者有贫血的症状，但当有瘀血存在时，要先清除瘀血，然后再补血生血，否则会影响血液的生成。就像一个杯子，里面装有浊水，要先把浊水倒掉，然后再盛清水，才能喝！

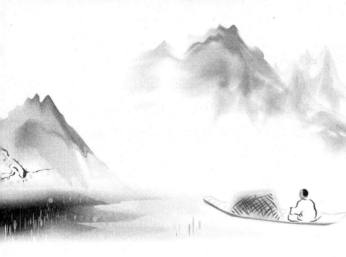

## 56.
## 田螺、水蛭、贝子、海螵蛸

天下着雨，鞋子进水，那就穿靴子去上早课吧。不能改变天气，但可改变心情。

田螺性冷，利大小便，

消肿除热，醒酒立见。

田螺味甘，性大寒，有清热，通利大小便的功效，临床用于热结所致的小便不通和大便秘结。

外用取汁滴眼睛，可治疗目赤肿痛；外敷可治疗痔疮肿痛，还可用于酒醉不醒。

水蛭味咸，除积瘀坚，

通经堕产，折伤可瘥。

水蛭味咸苦，性平，有小毒，咸可软坚散结，苦善降泄，有破血通经，逐瘀消癥的功效。治疗瘀血经闭，癥瘕积聚及外伤瘀血肿痛，还可治疗中风偏瘫，跌打损伤，并可堕胎。

名方抵当汤（水蛭、虻虫、桃仁、大黄）可用于蓄血发狂，少腹硬满等。

应注意，孕妇及经期禁用水蛭。

贝子味咸，解肌散结，

利水消肿，目翳清洁。

贝子，又称紫贝齿，性平，味咸，有毒，可清热散结，清肝明目，利尿消肿。

因其质重善潜降，有平肝潜阳、镇惊安神的功效，可用于肝阳上亢的头痛眩晕，惊悸失眠等。

海螵蛸咸，漏下赤白，

癥瘕疝气，阴肿可得。

海螵蛸，又称乌贼骨，性温，味咸涩，归脾、肾经。咸能入血，温涩收敛，具有收敛止血，涩精止带，制酸止痛的功效，用于治疗吐血，衄血，崩漏，便血，胃痛，吐酸水和胃溃疡。

海螵蛸还具有收湿敛疮之功，外用可治疗湿疹，湿疮溃疡不敛。

与白芷、血余炭配伍，可治疗白带过多。

患者，男，30岁，自诉腰中冷痛，特别是早晨醒来时疼痛明显。

老师把完脉后问："住的地方是否比较潮湿？"

患者点头说："住的是以前的老房子。"

老师让他换个环境居住，潮湿之处易让身体产生湿浊，时间久后容易导致寒湿腰痛。

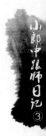

四逆散（柴胡 10 克，白芍 10 克，枳壳 10 克，炙甘草 5 克），加肾着汤（炒白术 15 克，茯苓 20 克，干姜 10 克）。3 剂，水煎服。

白术燥脾祛湿，能利腰脐之气。茯苓甘淡渗湿，能化气行水，导水湿之气从膀胱出。干姜辛温暖土气，土气暖而湿立消。

另外，晚上睡觉之前可把手搓热，将掌心放到腰肾寒凉的部位。这就叫以自身之热暖自身之寒，水火既济也。

老师说学医要举一反三，双手掌心可暖腹部，也可以温暖腰部寒凉。

我听后说："那如果膝盖骨冷的话，是否也有同等作用。"

老师说："当然了，静坐时或看电视时，特别是吹到冷风受寒时，膝关节疼痛，都可将双手搓热握住膝盖。掌心的热量传到膝关节处，融解寒湿。当然，平时还是要注意保暖。"

今天药房比较热闹，文凤妹妹也过来帮忙。她拣药利索干脆，速度很快。她在学校读书时主攻药理学，经常利用休假的时间来婶婶这里帮忙。

她说："我平时会收集西药的说明书，记忆里面的成分。"

我问："记成分有什么用？"

文凤说："可以了解药丸的成分组成，听我婶婶说你会打针，可以教我吗？"

我说："可以呀，我在临床工作将近十年，最擅长的就是静脉穿刺。"

文凤说："那你给我讲讲医院里有趣的事吧。"

我……

想起老师今日讲的水蛭，我问："陈哥，药格里怎么没有水蛭？"

陈哥说："动物类药最易发霉长虫，因此没有归于药格，而是放在高处的盒子里。"

接着又说："水蛭又叫蚂蟥，既有溶血酶，让血液不凝固，又有凝血酶，可起到凝血的功效。"

以前小孩背部长痈疮经久不愈，可用活的水蛭吸出痈疮里的脓血，促进伤口的愈合。我想起老师昨天讲的"瘀血去，则新血生"，水蛭治疗痈疮，也是推陈出新的机理。

小时候在田里干活最怕水蛭，被它咬住后拔不下来，即使拔下来后伤口还会不断地流血。现在知道被它吸住后，只要轻拍周围的皮肤它就会掉下来。

农场里的草药在冬天顶着白色的小花，荷兰豆开花了，陆续地结出了豆荚。

我的红菜薹有些从中间抽出一根又瘦又弱的杆，顶上灿烂地开着黄花。这么瘦的菜心，还真是有些不忍心吃。

怀山藤立冬之后全部枯萎凋零，倒是香蕉，农场一年四季都能看到香蕉挂在枝头。

有时老师会看着砍下来的香蕉发愁地说，这么多的香蕉，该送给谁呢？我们吃腻了，都不想吃了。

小麦种的西红柿，枝头也开了一两朵黄花，看来也准备要结果了。现在菜园里的青菜多得吃不完，我们没有去市场卖，而是摘下来送人了。

白萝卜也一样，白白胖胖的，多得吃到谁也不想吃，便送邻居，送房东。我和阿金都不会做腌萝卜，并且我俩都忙着写书，也没时间做。

又是一个星期六，我们在龙尾义讲，今天义讲的内容是

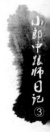

小儿闭郁论。

俗话说：七情致病，看花解郁，听曲消愁，胜于服药。

肺郁怎么办？肺郁会引起鼻炎，鼻炎就用苍耳子散吧。

生活中肝郁最常见，要多亲近大自然，看看花，听听曲。实在不行，就喝点小柴胡颗粒吧。

肾郁可由先天发育不良引起，也可由过度惊吓引起。

台湾有一年地震过后，发现一只鸡还侥幸活着，有人带回去养半年后还不见长，于是就给这只鸡喂六味地黄丸，结果服药后，鸡还真是长个了……

师父：用最简单的话说说脾胃的功能。

弟子：脾胃者，仓廪之官，五味出焉。

脾胃的功能，就好像管理粮食的官员，五味要经脾胃消化后，才能为人体所用。

## 57.
# 青礞石、磁石、花蕊石、代赭石

连续下了几天的小雨，今天太阳露脸出来，真好！

我们今天有活动，要在农场野炊，顺便挖葛根，但每天的定课还是要做。

青礞石寒，硝煅金色，

坠痰消食，疗效莫测。

青礞石性微寒，味甘咸，归肺、心、肝经。可平肝镇惊，治疗癫痫发狂，惊风抽搐。

与大黄、黄芩、沉香配伍，又称礞石滚痰丸，用于治疗实热顽痰，咳逆喘急。

由于其重坠性猛，非痰热内结不化之实证不宜使用。

磁石味咸，专杀铁毒，

若误吞针，系线即出。

磁石为重镇安神药，性寒，味咸，归肝、心、肾经，能吸铁，因此能杀铁毒。

我小时候也玩过磁石，有些家用电器里也有，离得远远的就能够吸到铁制品，很神奇。

其具有镇静安神、平肝潜阳的功效，还可聪耳明目，纳气平喘，治疗视物昏花，耳鸣耳聋，肾虚气喘。

花蕊石寒，善止诸血，

金疮血流，产后血涌。

花蕊石性平，味酸涩，归肝经，酸涩收敛涤乌脓，可行气散瘀，化痰止血。

煅花蕊石配伍童便，用于治疗咳血；与三七、血余炭配伍，称为化血丹，用于治疗吐血、咳血、产后血晕等。

另花蕊石研末直接外敷，能止刀伤出血。

代赭石寒，下胎崩带，

儿疳泻痢，惊痫呕噫。

代赭石为平肝息风药，性寒，味苦，归肝、心、肺、胃经，质重善降逆气，色赤性寒入血分，有凉血止血的作用。

与牛膝、龙骨、牡蛎配伍，可平肝潜阳，治疗肝阳上亢，眩晕耳鸣。与旋覆花、半夏、生姜合用，可治疗噫气，呃逆，呕吐、吐血、衄血。

因其含微量的砷，故不宜长期服用，且孕妇慎用。

患儿，女，5岁，其妈妈代诉，孩子感冒，咳嗽有痰，大便干，口臭，晚上睡觉也没少让人操心……孩子妈妈说了一大堆的症状。

老师看了看孩子问："是不是不想吃饭，小便也黄？"

孩子妈妈说："是的，还烦躁易受惊。"

老师说："熬中药未必能吃下去，不如去药店买七星茶喝，味道还挺不错的。但要记住，别给孩子吃太油腻的食物，也别捂得太严实，孩子阳气足，只要玩得开心，不怕生病。"

我把写好七星茶的纸条交到孩子妈妈手中。是呀，会带孩子的父母，无须太多操心孩子的成长。

七星茶由薏苡仁、稻芽、山楂、淡竹叶、钩藤、蝉蜕、甘草七味药组成，因此而名七星茶。

其中薏苡仁利尿化湿，健脾胃；山楂消食健胃；稻芽清热除烦；淡竹叶利小便；钩藤平肝息风；蝉蜕疏水透疹；甘草补肝益气，清热解表，调和诸药。

今天上午农场很热闹，我们在农场窖红薯，煮稀饭，还要挖葛根。

我趴在红薯地里挖红薯，新鲜的红薯烤着吃，味道应该不错。

自从上次窖红薯成功后，大家都期待再来一次。老师也应大家所求，组织了今年的最后一次活动。从河婆过来的朋友还带了玉米、土豆。

烈火熊熊地烧着，窖土块渐渐变红，煮稀饭的朋友不停地用勺搅着冒着热气的稀饭，防止黏锅烧焦。

然后把窖里的火撤出来，把红薯丢进去，把土块敲碎，再用土密封好。趁着生地瓜变成熟地瓜的这段时间，老师带我们去橄榄林后面的葛根地挖葛根。

挖葛根得先找到头，俗话说，顺藤摸瓜，我们是顺藤找葛根。我们用耙、镰把草割开，找到藤头，老师使用铲挖葛根，很快，一根大葛根就被我们挖出来了，比挖淮山药容易

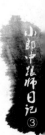

多了。

葛根挖够了，稀饭也熟了。我们喝着稀饭，吃着地瓜、玉米、土豆……

回来休息了一会儿，老师说两点还要去隔壁村义诊。上次义诊后，患者反馈腰腿痛、胃痛都缓解了不少。

晚上老师带我们去上车村看木偶戏，从没看过木偶戏的我，对那些木偶充满了好奇。

时间就像抓在手里的细沙，在指缝中消失得无影无踪。在来五经富的这些日子里，我收获了什么？

遇见了两位恩师，他们学富五车，才高八斗，为苍生的健康普及中医文化，引领我们用笔记录着生活的点点滴滴……遇见各位有缘人让我成长了很多。

稍有遗憾的是，在这段学习期间，我不能参与女儿的成长，值得庆幸的是父母安康，帮我解决了后顾之忧，感谢家人对我的理解与支持。

1月1日
星期一
晴

58.

# 黑锡、狗脊、骨碎补、茜草

新的一年，愿一直追随中医普及学堂的读者，身体健康，幸福美满，愿爱我的人和我爱的人开开心心每一天，谢谢那些默默关注我的朋友……

黑铅味甘，止呕反胃，

瘰疬外敷，安神定志。

黑铅，又称黑锡，性寒，有毒，有镇逆止呕的功效，用于治疗气逆呕吐，以及食入即吐的反胃病；还可安神定志，外敷可消瘰疬。

与附子、肉豆蔻、阳起石、补骨脂配伍，可治疗肾虚火衰，阳痿精冷等。

狗脊味甘，酒蒸入剂，

腰背膝痛，风寒湿痹。

狗脊为祛风湿强筋骨药，因其表面长有金黄色的毛，又称金毛狗脊。狗脊味苦甘，性温，酒蒸后入药，有补肝肾，祛风湿，强腰膝的功效，用于治疗腰膝酸软，下肢无力，风湿痹痛，肾虚不固，遗尿，带下清稀。

其绒毛有止血的功效，外敷可用于金疮出血。

但要记住的是，肾虚有热，小便不利或短涩黄赤者慎用。

骨碎补温，折伤骨节，

风血积疼，最能破血。

骨碎补，顾名思义，骨头碎了都可以补，具有活血疗伤止痛的功效，善治跌仆筋骨损伤，瘀血停积，疼痛；还可补肾强骨，用于治疗肾虚腰痛，耳鸣耳聋，牙齿松动，久泻。

单味骨碎补重用，可治疗耳鸣耳聋。与白芷 10 克，地骨皮 20 克配伍，专治疗肾虚牙痛。

外用研末调敷或浸泡可治疗斑秃，白癜风。

茜草味苦，便衄吐血，

经带崩漏，损伤虚热。

茜草性寒，味苦，归肝经，与三七配伍具有止血不留瘀，化瘀不伤正的特点。

茜草既可以化瘀止血，又能凉血止血，尤适用于血热夹瘀的出血证，如吐血、衄血、尿血、便血、崩漏；还能活血通经，用于治疗瘀阻经闭，风湿痹痛等血瘀经络痹阻之证，为妇科调经的常用药。

茜草生用或酒炒可活血通经，炒炭用可止血，孕妇慎用。

患者，女，60 岁，自诉牙痛。

老师把脉后说其为肾虚牙痛。

我一听肾虚牙痛，于是白芷 10 克，地骨皮 10 克，骨碎补 20 克，开在了处方单上。

老师看后，点点头，把处方拿给患者，让她自己去药房抓药。

临床与实践相结合，才能成为自己的经验。

后来再次碰到这位患者时，她说用了 3 剂药，牙痛就消失了，效果特别好。

我有时觉得中医治病很容易，有是证，用是药。有时又觉得治病好难，虚实寒热夹杂，理不出头绪，看似这个方可用，那个方也可用……

药房里，我正拿着狗脊发呆，心想绒毛可止血？难道是把这些绒毛拔下来止血用？会不会大材小用了？能止血的药太多了。或许，这只是告诉我，它有这个功效，以后有机会还得亲自实践。

我又从药格中翻出茜草和骨碎补，看着很平常。我对曾姐说，骨碎补不仅可治疗肾虚腰痛，耳聋，牙痛，筋骨伤，还可泡酒外用治疗白癜风。

曾姐听后有点意外，说还真是看不出来，一会儿拿它泡酒，以后碰到白癜风的人就给他们试用。

听得我心痒难耐，恨不得马上有白癜风的患者过来，让我们当场试效；亦恨不得马上就有金疮出血的人过来，让我试用金毛狗脊的绒毛。想法虽不厚道，但真想见证这些药物的神奇功效。

吃饭的时候我问曾姐："每天重复地做一件事，累吗？从早到晚，扛药入库存，再从库存找药入药格，会不会很辛苦。吃饭也不能按点吃，等到忙完饭菜都凉了。"

曾姐说："身体肯定会累，有时也很想好好休息两天，但一想到我这里的药可以解决患者的病痛，也就没那么累了。有时关门较早，仍会有一些人来这里敲门买药。

人都会累，很正常。事实上中药没有多少利润，我这里薄利多销，但不会缺斤少两，"

农场里，我和老师谈起在药店拣药的见闻。老师问我们，为什么历史悠久的中药店都称为堂，如同仁堂、九芝堂等。

我们摇头，我只知道同仁堂是由康熙皇帝御赐给赵桂堂的，至于九芝堂，是看武打片《黄飞鸿》而得知，他开的药房就是九芝堂。

老师说："医圣张仲景医术高明，他在长沙任太守时瘟疫流行，死了很多人。心怀天下苍生的仲景，利用工作之余接诊患者，自称坐堂大夫，以表示自己藐视功名，为民治病的决心。后人为了学习张仲景不计名利、救死扶伤的精神，就沿用了这个名称。"

我说："就像任之堂，那师父您以后开的中药店叫什么堂？"

老师哈哈地笑了，说："你们想好了再告诉我。"

等了等又说："我的中药堂在天地间。"

总不能取名叫天地堂吧。

弟子：师父，中医难学吗？

师父：知其要者，一言而终，不知其要者，流散无穷。

学习任何一门技术都是难易相成，掌握要领，一句话就能说明问题，而不能掌握要领者，漫无头绪。学习终是一个积累的过程。

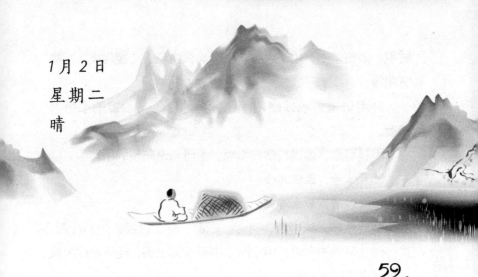

## 59.

# 王不留行、狼毒、藜芦、蓖麻子、干姜

王不留行，调经催产，

除风痹痛，乳痈当啖。

王不留行性平，味甘苦，苦而泄降，主入血分，行而不留，走而不守，具有活血调经的功效。

与红花、川芎、当归配伍，治疗血滞闭经、痛经。

与通草、路路通配伍，可治疗产后乳脉不通，乳汁不下。

与海金沙、金钱草、车前草配伍，具有利尿通淋的功用，用于治疗小便淋沥不尽。

狼毒味辛，破积瘕癥，

恶疮鼠瘘，止心腹疼。

狼毒性平，味甘苦，有大毒，归肝、脾、肺经，可行血破积，消痰杀虫，用于水肿腹胀，痰食虫积，心腹作痛，咳嗽气喘等。

外用研末调敷或醋调汁涂，可治疗不易治愈的恶疮及鼠瘘。

因其有毒，体虚及孕妇慎用，不可与密陀僧同用。

藜芦味辛，最能发吐，

肠澼泻痢，杀虫消蛊。

藜芦性寒，味辛苦，有毒，归肺、肝、胃经，为涌吐药，具有涌吐风痰的作用，用于治疗中风痰涎上涌，还可治疗因痰涎闭塞导致的癫痫病。

外用研末油敷，可治疗疥癣，白秃，还可治疗各种虫毒引起的泻痢，大便脓血。

对蚊蝇及其幼虫有杀灭作用，故可作农作物杀虫剂使用。

因其治疗量与中毒量接近，故体虚及孕妇禁用。不宜与参类药、细辛、芍药同用。

蓖麻子辛，吸出滞物，

涂顶肠收，涂足胎出。

蓖麻子性平，味甘辛，有小毒，捣烂外敷可追脓拔毒，使滞留在肉中的刺排出。

捣碎涂头顶，可治疗脱肛和子宫下垂，敷于足心，能治难产。

患者，男，30岁，自诉口苦，胁肋痛，人易烦躁，脾胃也不太好。舌红苔黄。

老师把完脉后问："大便秘结、小便黄吧？"

又说："脉弦细有力，平时脾气要柔和一点，别太急躁了。去药房买龙胆泻肝丸吃。"

龙胆泻肝丸由龙胆草、栀子、黄芩、木通、泽泻、车前子、柴胡、甘草、当归、生地黄组成，具有清泻肝胆实火，清利肝经湿热的功效。

龙胆草大苦大寒，既可清肝胆实火，又可清肝经湿热。

黄芩、栀子苦寒泻火，燥湿清热。

泽泻、木通、车前子导热下行。

柴胡舒肝经之气，引诸药入肝经。

甘草调和诸药。

当归、生地黄养血滋阴，邪去而不伤阴血。

药房里，我从药格拿出一些干姜，闻着姜味，想起我家隔壁就是生姜加工厂。仔细观察后，发现食用的干姜与药用干姜还是有区别的。

干姜味辛，表解风寒，

炮苦逐冷，虚寒尤堪。

我又找到黑乎乎像炭一样的姜炭，拿在手里，质轻，真像烧过的黑木炭，具有温中散寒，回阳通脉，温经止血的功效。

带姜的药还有姜黄，姜黄还真带有黄色，具有破血行气、通络止痛的功效。老师在治疗肩周炎时，喜欢在辨证方中加入姜黄。

曾姐见我在记药，也没忍心叫我，压了好几张中药处方单在处方夹里……

农场里大家正忙着给菜浇水，川仔负责挑。休息时川仔亮出他的挂饰，说这个挂饰菩萨开过光。

我听后笑笑说："保佑你平安健康，我的菩萨在心里坐着。"

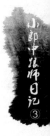

早上上完晨课，川仔跟我说他来到这里就拉肚子，问我该吃什么药。

我想也没想，就说土霉素、地衣芽孢杆菌活菌胶囊。

川仔说他是由于脾虚引起的，不想吃西药，想用中药。

于是我给他推荐了参苓白术散。

中午吃完饭，我从药房给他带了一盒参苓白术散，烨姐帮他把药泡上。

想到这儿我又问："拉肚子好了吗？"

川仔说："拉是没再拉，但还不确定好没好。"

我又问："你还在继续写日记吗？"

川仔不吭声，顿了顿说："做农民的，拿不了笔杆子。"

我说："你只要把身体锻炼好就行。"

回去的时候，老师从车筐里拿出一个木瓜问谁要。我说给我吧。老师递给了我，转身走了。

路上阿金说，其实他也想要。难得他开口说需要，于是我把木瓜给了阿金。

要与不要，吃与不吃，都没多大的关系，关键是自己是否有勇于开口。凡祈求的就得着，寻找的就寻见，叩门的就给他开门。

师父：说说你对"不为良相，便为良医"的看法。

弟子：当不了宰相，就当一个好医生吧。做一个上可以疗君亲，下可以救贫贱之厄，中能保身长全的好医生。

## 60.
# 荜茇、百部、京墨、女贞子

　　相传孔子十五岁立志于学习，三十岁能够自立，四十岁能不被外界事务所迷惑，五十岁懂得了天命，六十岁能正确对待各种言论而不觉得不顺，七十岁能随心所欲而不越规矩。

　　三十而立，四十而不惑，五十而知天命，六十而耳顺，七十而从心所欲不逾矩。人的道德修养，不是一朝一夕的事，需要经过长时间的学习和锻炼，是一个循序渐进的过程。

　　道德的最高境界是思想和言行的融合，自觉地遵守而不是勉强去做。人生本就是修行的过程，觉悟也是时间的累积！

　　荜茇味辛，温中下气，

　　痃癖阴疝，霍乱泻痢。

　　荜茇性热，味辛，归胃、大肠经，辛热散寒，喜走肠胃，具有温中散寒，下气止痛的功效。

大已寒丸由荜茇、肉桂、炮姜、高良姜组成，用于治疗中寒积冷，心腹冷痛。

寒邪外束，火郁于内的牙痛，可用荜茇研末局部涂敷，或煎汤含漱。

与吴茱萸、香附、乌药配伍，可治疗寒疝冷痢，寒疝疼痛。

百部味甘，骨蒸劳瘵，

杀疳蛔虫，久嗽功大。

百部性微温，味甘苦，归肺经，具有润肺下气，止咳杀虫，灭虱的功效，常用于新久咳嗽，肺痨咳嗽，顿咳。不管是阴虚骨蒸烦热的咳嗽，还是外感风寒导致的咳嗽，均可用百部。

百部水煎或醇浸外涂，可治疗头虱、体虱、虱卵、疥癣、阴道滴虫。生用可杀虫灭虱，灸用可治疗久咳。

京墨味辛，吐衄下血，

产后崩中，止血甚捷。

京墨性温，味辛，功可止血，用于治疗吐血、鼻衄、便血、产后子宫大出血、崩中漏下等。

外用可治刀伤出血，醋调涂抹于患处可消肿。

女贞子苦，黑发乌须，

强筋壮力，祛风补虚。

女贞子为补虚药，性凉，味甘苦，归肝、肾经。甘能补，微寒可清静，补中兼清，有补益肝肾之阴、明目乌发的功效。

与墨旱莲配伍，又称二至丸，用于治疗肝肾阴虚的目眩耳鸣，须发早白，眩晕耳鸣，腰膝酸软。

女贞子酒制后可增强补肝肾的作用。

患者，女，40岁，自诉咳嗽，干咳少痰，有时痰中带血，喉咙也痛。

老师把完脉后问："生气或者劳累后会加重吗？"

患者想了想说："没注意，一咳起来人特别难受。医生，痰里带血，不会是得了大病吧？"

老师说："是，病得还不轻，再疑神疑鬼，你的病就无药可救了。到药店买百合固金丸吃，不好再给你开中药，治好了给我们反馈效果。"

患者貌似松了一口气，说："病不是很重，药丸比中药好吃一点。"

我们听后都笑笑。

百合固金丸由百合、熟地黄、生地黄、玄参、贝母、桔梗、麦冬、白芍、当归、甘草组成，具有养阴润肺、化痰止咳的功用。

生地黄、熟地黄滋阴补肾；麦冬、百合、贝母润肺养阴，化痰止咳；玄参滋阴凉血清虚火；当归养血润燥；白芍养血；桔梗利肺气，而止咳化痰；甘草调和诸药。

老师嘱患者勿食辛辣、生冷、油腻食物。患者应声而去。

上午来到药房，我想看看京墨是什么药，但左找右找都找不到，问陈哥后才知道，京墨就是古人磨汁写毛笔字的墨，色黑，止血效果比较好，不过现在用京墨治病的医生很少，药店里也很少有这味药。

我"哦"了一声，随手把手中拿的细辛拗断一小截，放在嘴里。刚开始还有点甘，不多久就觉得舌头发麻。

细辛辛温发散，有小毒，可治疗少阴经的风寒，且可止痛，还可开窍通关，治疗鼻塞流涕、关窍闭塞的昏迷不醒，亦可治疗肺有寒痰的咳嗽气喘，风寒湿引起的关节疼痛。

怪不得有人用小青龙汤治疗寒痰咳喘。另外小青龙汤还可治疗关节痹痛。

烨姐回家了，川仔也在考虑什么时候回家。

川仔吃了参苓白术散，不拉肚子了。说明只要对证，中医治病效果立竿见影。

冬季不是植物种子发芽的季节，我们播下去的玉米种不见动静。因此，目前只需维护好菜薹、生菜、莴笋，没事时可以给菜浇浇水、松松土，或者继续铲土开荒，或者挖淮山送人。

是呀，种的蔬菜堆成了山，大家都没有时间去市场上卖，多了就送人。

前一阵不要的菜秧，经过再次移栽后，现在也是一片茂盛。古人说，长善用人，故无弃人；常善用物，故无弃物。不管是人或物，既然给了它生命，它就有权利按照自己的方式成长，不可用分别心对待。而我们要做的就是按时浇水、施肥、除草，剩下的就由它们生长吧。

教育孩子也一样，孩子开花、结果、明理、觉悟，都有自己的规律。

作为家长，不能因为自己焦虑，而影响孩子们的成长。那么我们修学是否也是同一个道理？

原来万物都是相通的，用一颗平常心去善待。

川仔说今天和阿七去了龙山，顿了顿又说，只看到了山，却未见到龙山。

我们哈哈地笑了。

骑单车上龙山，去时全是上坡路，要推车子上山，到了龙门口全是下坡路，倒是省力。

老师则把上坡路看成前进路，把下坡路看作是享受路。这样上坡就没那么辛苦，下坡也会轻松。希望有机会骑自行车去龙山，为那里的留守老人、小孩送去健康。

弟子：师父，药物配伍方法只有阴阳互补，且有侧重，才能更好地达到治疗效果。

师父：善补阳者，必于阴中求阳，则阳得阴助而生化无穷。善补阴者，必于阳中求阴，则阴得阳升，而泉源不竭。

气为一，阴阳为二。阴阳合为一气，阴阳一体，密不可分。单纯地补阳或补阴，都不能很好地达到治疗疾病的效果，只有阴阳互补且有侧重才能达到目的。

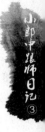

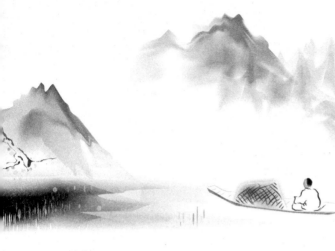

# 61.
## 瓜蒂、粟壳、巴豆、夜明砂

老师问："如何让别人尊重你？"

我说："人都是相互的，我尊重别人，别人就会尊重我，希望别人怎样待你，你也要怎样待别人。"

老师点点头，接着说道："这是一个方面，还有另一个方面，那就是自己拥有实力。"

实力，让我陷入了沉思。

种下梧桐，自有凤凰来栖。你若盛开，蝴蝶自来……

这是否是对实力最好的阐述？

瓜蒂苦寒，善能吐痰，

消身肿胀，并治黄疸。

瓜蒂为催吐药，性寒，味苦，有毒，苦寒清热涌泄，善吐风热痰涎和停留在上脘的不消化宿食。

与赤小豆、香豉配伍，又称瓜蒂散，用于治疗宿食痰涎停滞胃脘，或误食毒物。

外用研末吹鼻，可导湿热外出，用于治疗鼻流黄水；还可治疗身面浮肿和全身发黄的黄疸病。

过量或药不对症可致中毒，严重者可致脱水。体虚，失血，上脘无实邪者及孕妇禁用。

粟壳性涩，泄痢嗽怯，

劫病如神，杀人如剑。

粟壳，又称罂粟壳，为敛肺涩肠药，归肺、大肠、肾经，具有敛肺涩肠止痛的功效，可用于治疗肺虚久咳，久泻久痢，脱肛，脘腹疼痛，筋骨疼痛等。

误用本品会使外邪滞留不解，危害极大。

罂粟壳与乌梅配伍，称为小百劳散，用于治疗虚劳喘咳自汗。胃痛、癌症后期疼痛，可单用粟壳或在辨证方中加入粟壳。

由于其久用可成瘾，因此不可常服，孕妇儿童禁用，运动员慎用，咳嗽或泻痢初起邪实者忌用，以免闭门留寇。

罂粟壳蜜炙宜止咳，醋炒宜止泻止痛。

巴豆辛热，除胃寒积，

破癥消痰，大能通利。

巴豆为峻下逐水药，性味辛热，有大毒，归胃、大肠经，能峻下寒积，祛痰，排除肠胃中的寒积，破腹中癥瘕。

因其药性峻猛，可斩关夺门，以通利为用。

巴豆与绛矾配伍，可用于治疗血吸虫病，腹水肿胀。

外用研末涂患处，可治疗恶疮疥癣，疣痣。

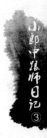

巴豆大毒，不作内服，外用则孕妇禁用，也不可与牵牛子同用。

夜明砂粪，能下死胎，

小儿无辜，瘰疬堪裁。

夜明砂，即蝙蝠的粪便，味辛，性寒，可散瘀血，下死胎，可治疗小儿疳积；还有消散瘰疬的功效，亦可用于治疗视物不见的青盲症，以及夜间视物模糊的夜盲症。

炒焦后研末冲服，治疗肝热目赤，白睛溢血。蝙蝠的粪便还有如此大的功效，还真是不可思议，古人是怎么发现的呢？不知道老鼠的粪便是否也有此功效？

据说蝙蝠的粪便味道不怎么好，晚点去药房看看，夜明砂到底长什么样。我已经在药房一段时间了，还真没见过用蝙蝠粪便的处方。

患者，女，40岁，自诉颈椎痛，白带也不正常，呈黄色，气味腥秽。

老师把完脉后，又看了她的舌苔，舌红苔黄腻，说她是肾虚，湿热下注引起的白带异常，黏稠量多，色黄如浓茶汁。

老师说完，我想起了傅青主的易黄汤，于是我在处方单上写四逆散加颈三药（葛根25克，丹参20克，川芎5克），易黄汤（炒山药30克，炒芡实30克，白果10枚，炒黄柏6克，炒车前子3克）。

老师看了一下，让我加上了蒲公英、败酱草各10克，以清解热毒。

肾与任脉相通，肾虚有热，损及任脉，气不化津，津液反化为湿，下注于前阴，导致带下色黄，黏稠量多，气味腥秽，重用炒山药、炒芡实，以补脾益肾，固涩止带。

黄柏苦寒入肾，清热燥湿；车前子甘寒，清热利湿；白果收涩止带，兼除湿热。败酱草、蒲公英解毒清热。

来到药房，看到夜明砂安静地待在药格里，许是一段时间没有用过，用手一摸，袋子上有一层灰尘。打开袋子，里面是黑色的椭圆形颗粒，但比老鼠粪要大。

我家住在农村，见过老鼠、蝙蝠，也见过老鼠屎，但蝙蝠粪还真是第一次看见。黑乎乎的，没敢开口去尝。

至于罂粟壳，属于毒品，药房里面没有货。

陈哥在给买当归的顾客切片，先在微波炉里烤软，然后放在专门切药磨粉的机器里加工。这科技比以前用双脚磨药快多了。

有人买五指毛桃，由于五指毛桃都是一捆一捆的，顾客要求切断，以方便煲汤、泡水喝。

我用盆子端着毛桃根，站在大铡刀前费了九牛二虎之力才切断。还是曾姐帮忙解围，两三下就把六七捆的毛桃根搞定了，动作娴熟，看得我不得不佩服，她虽柔柔弱弱，但做事却一点也不含糊。

天空下着毛毛细雨，我们坐在竹屋里听师论道：自天佑之，吉无不利。行一切善法，才能保佑自己，才能得到他力，而来自他力的一切，就叫感应，有感就有应……

我的理解是，在没有能力帮助他人之前，要不断地培养自己的能力。用一颗感恩的心去过好每一天，用一颗善良的心去善待每一个人。拥有一颗为大众服务的心，那么上天自会给予我们力量。

雨停后，我们收集草木灰给包菜下肥。

用一颗喜乐的心去做每一件事，那么周身的气场也是喜

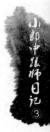

悦的。想是包菜也能够感应到我们喜悦的心情，那么它也是快乐的吧。待到它成熟时，味道可能比其他的包菜更清甜。

老师又给我们分杨桃，太酸了，我只拿了一个。

内有所需，必外有所求。不喜欢酸的食物，或许是我体内不需要吧。

弟子：师父，给我们讲讲脏腑的藏泄功能吧。

师父：五脏者，藏精气而不泻也，故满而不能实。六腑者，传化物而不藏，故实而不能满也。

《素问·五脏别论》告诉我们，五脏属阴，以贮藏阴精为特点，不能像六腑传化下去，虽充满精气，但不能壅塞不通。六腑属阳，以消化食物、传导糟粕为功能特点，虽然经常充满饮食水谷，但不能滞留。

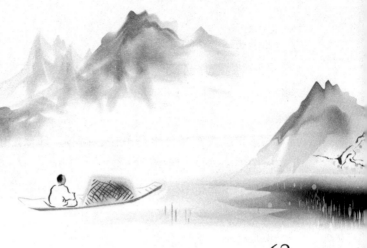

1月5日
星期五
阴有雨

## 62.
# 斑蝥、蚕沙、胡黄连、使君子

　　老师说兴趣是学习技术最好的老师。任何行业，当我们感兴趣时就会带着一颗欢喜的心去做，心中欢喜学习起来就会更加迅速。

　　斑蝥有毒，破血通经，

　　诸疮瘰疬，水道能行。

　　斑蝥为活血化瘀药，性味辛，有大毒，有破血逐瘀，散结消癥的功效，用于治疗瘀滞经闭，癥瘕。外敷可治疗瘰疬，瘘疮，面瘫，风湿痹痛，痈疽不溃，恶疮死肌。

　　其外用对皮肤黏膜有强烈的刺激性，能引起发赤起疱，故孕妇忌用。

　　蚕沙性温，湿痹瘾疹，

瘫风肠鸣，消渴可饮。

蚕沙性温，味甘辛，归肝、脾、胃经，甘能补脾化湿，辛散温通，具有祛风湿的功效，用于治疗风疹，风湿痹痛，湿疹瘙痒。

与木瓜、吴茱萸、生薏苡仁、黄芩、通草配伍，可和胃化湿，用于治疗吐泻转筋。

入煎剂，需用布包好。

胡黄连苦，治劳骨蒸，

小儿疳痢，盗汗虚惊。

胡黄连为清虚热药，性寒，味苦，归肝、胃、大肠经。

名方清骨散由胡黄连、知母、青蒿、地骨皮、银柴胡、秦艽、鳖甲、甘草组成，可退虚热，用于骨蒸潮热盗汗。胡黄连还可除疳热清湿热，用于治疗小儿疳热，湿热泻痢，黄疸尿赤，痔疮肿痛。

胡黄连研粉，鹅胆汁调敷，可用于治疗痔疮肿痛。

因其苦寒，脾胃虚寒者慎用。

使君甘温，消疳消浊，

泻痢诸虫，总能除却。

使君子为驱虫药，性温，味甘，归脾胃经。

使君子最主要的作用是杀虫，对小儿形瘦腹大，经常肚痛的虫积疳痢，泄泻痢疾，只要是虫积引起的，都可以治愈；还可治疗小便如米泔水的尿浊症。

使君子散由使君子、芜荑、苦楝子、甘草组成，用于治疗蛔虫腹痛，小儿疳积。

过量使用可引起肠胃刺激，轻者可用绿豆解，重者需用甘草解除症状。

患者，女，40 岁，自诉大便干燥不易排出，三五天一次，头晕，但奇怪的是大便一排出体外，头晕自动好转。

老师听后问："喜欢吃煎炸烧烤？"

患者听后说："差不多吧，每餐都会有油炸花生米、油煎豆腐或红烧鱼之类的菜，现在冬天喜欢吃火锅。"

有什么样的饮食习惯，就会有什么样的疾病。

快乐健康养生二十四条中有一条是少油炸，多蒸煮。显而易见，这位患者的便秘是因肠燥津枯引起的，而肠燥津枯则是由过食油炸食品形成的。

怎么办呢？

改变饮食习惯，这是最好的方药，可多食清蒸类食物。

浏阳的蒸菜很出名，不管什么菜，都可做到色香味俱全，营养丰富，另外可煲汤，辛辣刺激性的食物就不要吃了……

阿金说："上床萝卜下床姜，不劳医生开处方，晚上清蒸加萝条，保你肠胃好健康。"

患者听后，笑笑说："这一时半会要完全改过来还挺难的，先从晚上这餐做起。我因为便秘也吃了不少中药，有些还特别苦，有没有好喝一点的中药？"

老师说："有啊。改变饮食习惯是第一条，第二条是喝蜂蜜水，然后做背后七颠百病消。如果还不行，就去药店买五仁丸吃。"

五仁丸由杏仁、桃仁、郁李仁、柏子仁、松子仁、陈皮组成。凡仁皆润，这五种仁类药相当于五虎将，配上陈皮，专门治疗肠燥便秘。

为什么加陈皮？

《本草纲目》讲：陈皮其治百病，总取其理气燥湿之功，

同补药则补，同泻药则泻，同升药则升，同降药则降……为脾肺二经气分药，但随所配而补泻升降也。

我在药房仔细地观察着蚕的粪便——蚕沙。老师在《跟诊日记》写道：蚕沙，最善于化浊中清气。大凡肉体，没有死而不腐烂的，但蚕僵死而不腐，食桑叶得清气最纯。其粪便不臭不变色，得蚕纯清之气，既走浊道，又能于浊中升清。

我小时候养过蚕宝宝，长得白白胖胖的，放学回家第一件事就是采桑叶。如果下雨，桑叶淋有雨水，还要先擦干，否则蚕吃后会拉肚子。

听着蚕吃桑叶沙沙的声音，然后盼望着它吐丝成茧，期待着它破蛹而出成为蝴蝶，但它们产下蚕子后就死掉了，我很难受。蚕产下的子化为很多小小的黑色幼虫，像蚂蚁，成长迅速……

曾姐告诉我，无论是风重，还是湿重的风湿痹证，在辨证方中加入蚕沙，效果都会很好。

蚕沙还能祛风湿以止痒，治疗风疹湿疹，遍身瘙痒。我说蚕沙还可以和胃化湿，治疗吐泻转筋。曾姐听后，立马拿笔记在本子上。

这种学习态度，让我对她心生敬佩。

从药房回来时，曾姐硬塞给我两个杨桃，上楼的时候，我把杨桃送给了邻居家的小女孩。她妈妈把我叫住，拿了一个杨桃进了厨房，出来时给了我一半，说五角星。

我接过来一看，乐了，这杨桃长得还真像个五角星。

我回到住处，又把这半个杨桃切成了好几个五角星。改变切水果的方式，可从里面找到乐趣，真好。

天空下着毛毛细雨，我们仍在农场铲土，冬至过后草生长较为缓慢，得多开垦一些荒地，明年要种的农作物较多，如花生、姜、玉米，还有各种蔬菜。

老师对我在药房的所见所闻不予任何的评价，只是告诉我，随身带好笔、纸，对于书本上没有的知识可随手记录，有机会再去实践。抓药的时候不要说话聊天，就像在农场干活一样，做事不闲聊，这样可避免出错。要知道，从我手里抓出去的每一味药，都关乎患者的身心健康。

我点点头，在药房的一举一动，不仅关乎自己的人品，还关乎着老师的名声。

弟子：师父，为什么有些事情明明自己没有做错，还是有人说我们错了？

师父：行有不得，反求诸己。

在生活中，我们会经常碰到不讲理的人、行不通的事。我们要做的不是怨天怨地，怨他人，而是应该反过来从自己身上找原因，修正自己的言行，那么人际关系就会变得容易处理，结果也就更能达到我们的预期。

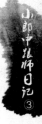

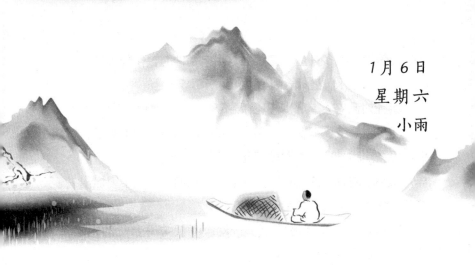

## 63.
## 赤石脂、青黛、阿胶、白矾

赤石脂温，保固肠胃，

溃疡生肌，涩精泻痢。

赤石脂性温，味甘酸涩，甘温调中，酸涩收敛，归大肠、胃经，具有涩肠止泻，收敛止血的功效，用于治疗大便出血，崩漏带下，子宫出血。

与干姜、粳米配伍，称为桃花汤，用于虚寒腹泻或下痢赤白。

与干姜、白芍配伍，可治疗妇人经久，赤白带下。

研末外敷，可治疗疮疡溃破，久不收口，以及湿疹湿疮脓水，浸淫之证。

注意，湿热积滞，泻痢者忌服，不可与肉桂同用，孕妇慎用。

青黛咸寒，能平肝木，

惊痫疳痫，兼除热毒。

大青叶、板蓝根、青黛，三者同出一物。青黛性寒，味咸，归肝经。咸可入血，寒能清热，有清热解毒，凉血消斑，泻火定惊的功效，可治疗小儿惊痫，血热吐衄，火热疮疡，还可用于热毒引起的痈肿，皮肤赤烂的丹毒，口疮，牙龈腐烂以及虫蛇咬伤等。

名方黛蛤散由青黛、海蛤粉组成，用于肝火犯肺，胁痛痰血者。

阿胶甘平，治咳脓血，

吐衄血崩，虚羸可啜。

阿胶，又称驴皮胶，性平，味甘，归肺、肝、肾经，属于血肉有情之品，质黏滋润，具有补血止血，滋阴润燥的功效。

与当归、白芍、熟地黄、黄芪配伍，可治疗血虚萎黄，眩晕，心悸。

与艾叶、熟地黄、白芍配伍，可治疗吐血，尿血，便血，崩漏，妊娠胎漏……

将胶块打碎炒炙成珠，称为阿胶珠。如用海蛤壳研粉同炒，功效偏于清肺化痰，润燥止咳。若用蒲黄粉同炒，宜止血。

阿胶黏腻，有碍消化，故脾胃虚弱者慎用。

白矾味酸，化痰解毒，

治症多能，难以尽述。

白矾为攻毒杀虫止痒类药物，性寒，味酸涩，归肺、脾、肝、大肠经，具有祛除风痰，止血，止泻的功效，可用于治疗便血，衄血，崩漏。

与郁金配伍，用于痰阻心窍，精神错乱，癫痫发狂等症。

研末外敷或化水洗患处，具有解毒杀虫，燥湿止痒的作用，用于湿疹，疥癣，脱肛，痔疮，聤耳流脓的治疗。

患者，女，15岁，自诉耳内疼痛，流脓淌水将近一周。口服过消炎药，效果不佳，现在过来想看看中医有没有办法。

老师问："有没有去医院做过检查？"

患者说："去过医院，诊断为中耳炎。张口或打哈欠时耳内疼痛会加重，有没有立马见效的方法？"

我在一旁想着，现在这种病比较少见了，我在多年以前有过类似的情况，后来连续注射了一周的青霉素才痊愈，三角肌都打肿了。青霉素不易被肌肉吸收，回家还得趴在床上，用热毛巾敷臂部。如果用中药可以治愈，就不用受打针之苦了。

老师想了想说："用二仙散吧，就是今天我们讲的白矾配上黄丹，等量研末后吹到耳内。先用盐水把耳内的脏垢清洗干净，然后用一根吸管，弄上二仙散，吹到耳朵里。饮食方面要清淡，鱼肉、蛋类先别吃了。"

患者点了点头。

我们药房的阿胶质量很好，是九芝堂出产的。价格在我看来有些小贵，但相对于其他的名贵药材不算什么。

人吧，最好是别生病，不生病就不用吃药。老师常讲，三十岁前是脾胃养我们的身体，三十岁之后就要靠自身锻炼，起居有常，饮食有节，来养我们的脾胃了，脾胃功能的保养不是一朝一夕能完成的。

古人常讲，忍得三分饥，胜服调脾剂。即使是最珍贵的药物，也比不上平时的饮食有节。

下午雨比较大，我待在屋子里听着雨声，还是决定撑伞去农场走走。

老师说，就算去到农场不做什么，回来之后，头脑也会清爽很多。因为农场里的氧气是最适合人体细胞呼吸的。

晚上我们去龙尾义讲，内容为小儿身强体壮论。

追求不生病，只是小目标，追求身体强壮，才是大目标。让一个小儿身强体壮，那就需要回归到大自然去寻找答案。

一株小树如何才能长成参天大树？

阳光，干净的空气，施肥松土，当它被风吹倒的时候，我们要给它支撑。狂风暴雨需要经历，阳光彩虹也需要享受……

孩子也一样，不仅要让他的身体强壮，更要让他的内心丰满，我们要让他懂是非，懂道理，在他受伤时给予关爱，在他胆怯时让他勇敢……

弟子：师父，怎样达到治病求本的目的？

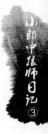

041

师父：《素问·至真要大论》讲，谨守病机，各司其属，有者求之，无者求之，盛者责之，虚者责之，必先五脏，疏其血气，令其调达，而致和平。

也就是说，要遵循病机，掌握各种病症的归属，对于已出现的症状，要分析原因；对于应该出现却没有出现的症状，也要分析原因。对于过盛者，要分析过盛的原因；表现为虚弱症状的，要分析虚弱的原因。做到这些还不够，还要明确五脏之气的偏盛与偏衰，治疗时要疏通气血，使其通畅条达，从而恢复协调和平的正常状态。

对于这句话，我还未在临床上实践过，所以不能理解透彻。或许，等我自己有了一定的临床经验再来解读这句话，又将是不一样的境界吧！

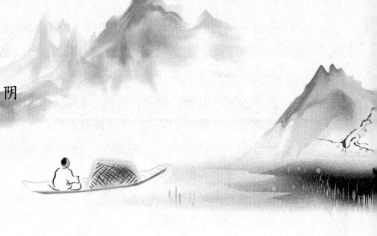

64.

## 五倍子、玄明粉、通草、枸杞子

子贡曾问老师，有一言而可以终身行之者乎？

孔子答曰，其恕乎！

大概意思就是，子贡问他的老师，有没有一个字是可以终身奉行的呢？

孔子回答说，那就是"恕"吧！

恕己恕人，对待任何事、任何人，都用一个"恕"字。

面对误解怎么办？面对诽谤怎么办？恕，宽恕他人，宽恕自己。

五倍苦酸，疗齿疳䘌，

痔痛疮脓，兼除风热。

五倍子与五味子同属敛肺涩肠药，均有固精止遗止汗的功效，可治疗肾虚精关不固之遗精、滑精，自汗，盗汗等。

不同之处在于五倍子能降火收敛，止血，可用于肺热咳嗽，久泻久痢，崩漏，便血，痔血，自汗，盗汗。研末外敷，可收湿敛疮，用于治疗痈肿烂疮，皮肤湿烂。

而五味子上敛肺气，下滋肾阴，还可益气，为治疗肺肾两虚之久咳虚喘之要药。

与人参、麦冬配伍，可治疗热伤气阴，汗多口渴，心肾不交之虚烦心悸，失眠多梦。

玄明粉辛，能蠲宿垢，

化积消痰，诸热可疗。

玄明粉性大寒，味苦辛咸，苦寒清火消炎热，咸能软坚润燥，可清肠胃中的宿食积垢。因其大寒，故凡有肠中有燥粪，大便秘结，发热神昏，腹肠胀满，谵语，里急后重等实热证者，均可在辨证方中加入玄明粉。

与大黄、大蒜捣烂外敷，可治疗肠痈腹痛。将玄明粉放置在豆腐上蒸化，取汁点眼，可治疗目赤肿痛。

注意，玄明粉不宜与硫黄、三棱同用，孕妇忌用。

通草味甘，善治膀胱，

消痈散肿，能医乳房。

通草为利尿通淋药，性微寒，味甘淡，归肺、胃经。

甘淡能通利小便，性寒能清热，具有清热利尿，通气下乳的功效，可用于治疗湿热引起的小便不利，小便短赤涩痛的淋病，湿温病及水肿，还可治疗乳汁不通引起的乳房痈肿，产后乳汁不下。

枸杞甘平，填精补髓，

明目祛风，阴兴阳起。

枸杞子性味甘平，归肝、肾经，具有滋补肝肾、益肝明目的功效。临床常用于肾虚所致的阳痿遗精，腰膝酸软，肝肾阴虚之头昏目眩，视物模糊等。

杞菊地黄丸由枸杞子、菊花、山药、熟地黄、山茱萸、泽泻、牡丹皮、茯苓组成，用于治疗肝肾阴虚，头晕目眩，视物不清者。

患者，男，40岁，自诉眼睛红肿热痛，前几天为了赶工程，加班加点做电焊，任务是完成了，但眼睛却受伤了。

患者说："我年轻的时候也加班赶工，也会超负荷用眼，但喝点凉茶就会好。现在喝几瓶凉茶不仅无效，反而胃痛。"

老师听后理解地说："人到中年，上有老下有小，不容易。但你有没有想过，如果你生病了，那一家老小该怎么办？大家要工作，但要有计划地工作，实在忙不完，可以请一个帮工。身体是革命的本钱，现在过度用眼只是眼睛痛，下次再超负荷工作，身体罢工的代价就更大了。人生要会取舍。"

是呀，生活在现代，不愁吃，不愁穿，有些人躺着都可以解决温饱问题。何必让欲望大于理智，不断地向外求，人会累，身体也会出现疾病。

四逆散（柴胡10克，白芍10克，枳壳10克，炙甘草5克），加夏枯草10克，桑叶5克，菊花5克，陈皮5克，炒麦芽10克。3剂。

平时可熬绿豆汤喝，也可在临睡前嚼服适量枸杞子。

夏霜菊称为眼三药，夏枯草逢夏至而枯，因其苦寒具有清肝泻火的功效。

电焊工的职业决定了他们将会产生的疾病。天天与火打交道，眼睛经常盯着四射的火花，最易受伤。

房前屋后的桑叶可是一味治眼功臣，有清肝明目之功，还可治疗风热感冒初起，肺热咳嗽，头昏头痛，血热妄行所致的咳血、吐血、衄血。

霜桑叶80克，麻黄5克，水煎服，可治疗兔子眼，也就是西医学所谓的急性结膜炎。

菊花与桑叶的功效相似，都可疏散风热，平抑肝阳，清肝明目。不同之处在于菊花清肝明目之力较桑叶为大，还可清热解毒，可用于疮痈肿毒的治疗。

绿豆入肝，可清热解肝毒，枸杞子则可补肝肾之精。

药房里，我正在抓药，一位妇女拿着血压计过来说，她儿子帮她买错了，不是要血压计，而是要买血糖仪。

怎么办呢？电子产品放入了电池启动之后，就意味着这些功能也启动了，也就是说，如果这台血压计没卖出去，放在这里不使用的话，里面零件功能也会慢慢退化坏掉。

我们都知道电子类产品要经常使用，并且要注意保养，才能延长寿命。

陈哥放下手中的药材，接过血压计，检查了一遍，然后同这位妇女调换了血糖仪，并告诉她该怎么使用。

我问陈哥："电子血压计启动后长时间不使用，不会影响使用吗？"

陈哥说："来我店里买药的人都是街坊邻居熟客，尽管心里有些不高兴，但血糖仪还是要给她换。不是怕她在店里吵闹，而是口碑比眼前利益更为重要，宽恕比怨恨更容易让人心温暖。"

我听后，特别佩服他的经营之道。

农场竹棚的油布积了水，我用耙把积水倾泻了出来。老师说，中间再搭个十字架，有利于水的排出。于是我们开始结绳放竹，捆竹。

回来的路上老师说，鸡血藤重用可治疗血虚引起的四肢抽搐。

我问："是因为它有活血补血，舒筋通络的功效吗？"

老师说："这不是重点。还记得'治风先治血，血行风自灭'吗？脾生血，肝藏血。土少了，树木被风一吹，就容易摇摆。"

是啊，血虚会引起各种症状，风湿痹痛，肢体麻木，面黄肌瘦……只要把体内的血补足，各种症状自然就会消失。

我问："那帕金森患者双手抖动，头也不停地晃动，是否也是因为血虚？"

老师说："那得要辨证后再遣方用药，等你哪天上了临床，真正面对患者时，再根据当时的情况，仔细辨证吧！"

我问："我什么时候可以单独上临床？"

老师说："随时都可以，关键看你自己准备好了没有。"

是啊，关键是自己是否已经准备好。答案是，我还未准备好……

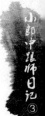

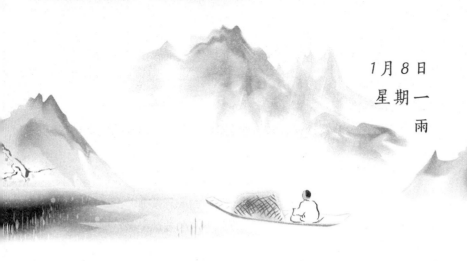

# 65.
# 黄精、何首乌、五味子、山茱萸

《德兰修女传》曾言：如果我们把生命比作一本书的话，那么时间就是那只翻书的手，无论是一本伟大的书，还是一本微小的书，时间都将以同样的速度翻过去，直到最后一章。活在这个世上，时间是最公平的使者，不管是什么人，都以公平的方式对待。而我们要做的，就是在有生之年努力写好人生这本书。

黄精味甘，能安脏腑，

五劳七伤，此药大补。

何首乌甘，添精种子，

黑发悦颜，强身延纪。

黄精、何首乌同属补虚药。

黄精补气虚，性味甘平，入脾、肾、肺经，具有补脾润肺，补气养阴，健脾益肾的功效，可治疗脏腑虚损的劳伤病，如劳嗽咯血，胃脾气虚，体倦乏力，经血不足，腰膝酸软，须发早白，内热消渴等。

由于其性质黏腻，易助湿壅气，故凡脾虚湿阻，痰湿壅滞，气滞腹满者，不宜使用。

何首乌补血，味苦甘，入肝、肾经；制首乌药性微温，甘而主补，微温不燥，补而不腻，为滋补良品，具有补肝肾、益精血、强筋骨的功效，可用于治疗眩晕耳鸣，血虚萎黄，肢体麻木，崩漏带下等。

名方七宝美髯丹由何首乌、枸杞子、菟丝子、牛膝、当归、补骨脂、茯苓组成，常用于治疗肝肾亏虚，须发早白。

何首乌与白芍、金银花配伍，称为首乌延寿丹，可化浊降脂，治疗高脂血症。

酒蒸熟晒后称制首乌，可补肝肾，益精血；新鲜何首乌可润肠通便，解毒截疟。

五味酸温，生津止渴，

久嗽虚劳，肺肾枯竭。

山茱性温，涩精益髓，

肾虚耳鸣，腰膝痛止。

五味子、山茱萸同为收涩药，五味子性温，味酸甘，入肺、心、肾经。酸善收敛，性温而质润，上能敛肺气，下可滋肾水，具有收敛固涩、益气生津、补肾宁心的功效，还可敛汗涩精，止泻收敛。

在辨证方中加入五味子，可治疗久咳劳喘，梦遗，遗尿，尿频，久泻不止，自汗盗汗，津伤口渴，心悸失眠。

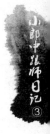

五味子酸涩收敛，表邪未解，内有实热，咳嗽初起，麻疹初期，均不宜使用。

山茱萸性温，味酸，酸能收敛养阴，温可助阳，入肝、肾经，可补益肝肾，收涩固脱，临床用于肾虚遗精，耳鸣，小便频数，自汗盗汗，大汗虚脱，崩漏下血，月经过多的治疗。

因本品温补收敛，故命门火炽，素有湿热，小便不利者不宜使用。

患者，女，50岁，自诉头痛，生气或紧张时加重，受寒后也会加重，脖子不舒服时头更痛。

老师问："一个月有几天不会头痛？"

患者说："每天都会头痛。"

老师说："生气头痛就不要生气。受寒后头痛，那就戴帽子。脖子不舒服时头痛，就要找时间练"米"字操。紧张时头痛，就要开心地过好每一天。找到自己头痛的原因，并用相应的办法预防。"

患者说："给我开药吧，吃完药头就不痛了。"

我经常见不喜欢吃药的患者，主动要求吃药的患者很少很少，看来是对药产生了依赖性，保不准给她吃维生素C什么的效果也会不错。

老师把完脉后给她开了正天丸。

事后老师说："不要随意凭自己的臆想给患者下诊断。这位老人家确实有头痛方面的疾病，心理需求、求关注是一方面，但更重要的是我们做医生的要真正理解患者的心理需求。没给她开汤药，是怕她煎药时会忘记。中成药正天丸效果会更好，更适合不方便煎药的老人。"

怪不得最近老师开中成药的概率比较大。

正天丸由钩藤、白芍、川芎、当归、地黄、白芷、防风、羌活、独活、桃仁、细辛、红花、麻黄、附片、鸡血藤组成，具有疏风活血、养血平肝、通络止痛的功用，适用于各种原因导致的头痛。

我自己也吃过正天丸，冬天上班头部受寒后会疼痛呕吐，把胃内容物吐完之后，人会稍微舒服点，但仍会感觉头沉重。用温水送服一包正天丸，睡上一觉头痛立马就会好。

因此，只要一头痛，不管是经前头痛，还是偏头痛，或是工作压力大引起的头痛，正天丸都是我止头痛的良方。

药房里，我们又在抓泡脚方，50剂草木一大盆，艾叶、伸筋草、淫羊藿之类的药物，装完后用塑料小袋装起来。

我要先把草药放入袋中，再入其他药物。但曾姐根本就不需要这么麻烦，一份药不出十秒就装好了。我刚抓完一包药，曾姐已经包好了四份。

我说："曾姐，教教我呗，速度这么快。"

曾姐说："熟能生巧。"

是呀，这么多的药动作不快点，怎么行。

老师诊病的速度很快，这也是熟能生巧，是长期经验积累的结果。

川仔要回家了，愿他一路顺风，照顾好自己的身体。

下午仍下着雨，我没去农场。

老善人说：什么是善？什么是恶？做事合乎道理就是善，悖乎道理就是恶。

世上有三大恶人，盗贼不算在内。

第一等恶人，讲道不行道，知过不改过。

第二等恶人，吃点亏心里就难过，占点便宜，心里就

051

高兴。

第三等恶人，非分的事知道不可得，而念念不忘，非法的事知道不可做，却偷偷地去做。

此外，有人夸奖心里就高兴，受人批评心里就不快，都是不善的人。

我看后反思自己，有些事情会有意无意地触犯到，这都需要自己觉知后改正。受到批评，尽管嘴里不说出来，但心里还是会抵触。不过，我现在已经学着去开导自己了，在自己身上找原因，想明白后就知道，其实自己真的有错。

师父也常教导我们，要学会承担，不管是委屈，还是误解，心能承担多少，就会享多少的福报。

师父：还记得五劳七伤吗？

弟子：五劳是指肝劳、心劳、脾劳、肺劳、肾劳。七伤是指大怒气逆伤肝，忧愁思虑伤心，形寒饮冷伤肺，大饱伤脾，强力举重久坐湿地伤肾，风雨寒暑伤形，恐惧不节伤志。

人活在世，修的不仅是身，还要修心，更高境界则要修灵。

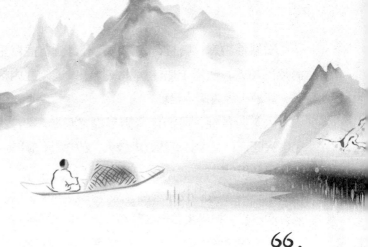

1月9日
星期二
雨转阴

66.

## 石斛、补骨脂、肉苁蓉、山药

天气转冷，天蒙蒙亮，下着小雨。

我在去上晨课的路上，见到一个身材矮小的小男孩，大概七八岁，赤着脚，打着伞，书包貌似有些沉重，背有些驼，走起路来很快。

我心里很佩服这个小男孩，同时感慨自己的幸福。我现在出门学习，家人帮我承担着我该承担的责任。

网络上有句话：生活的担子从来都是一样重，当你觉得轻松时，不过是多了个人替你扛。当你选择离开，剩下的那个就得继续扛，并且还要扛住。

所以，祝愿爱我的人和我爱的人，身体健康！

石斛味甘，却惊定志，

壮骨补虚，善驱冷痹。

石斛性微寒，味甘，入胃、肾经，具有益胃生津，滋阴清热的功效，适用于热性病津液受伤，或阴虚内热，舌光无苔，津液少等胃阴不足证。

因其归肾经，可治疗肾阴亏虚之目暗不明，筋骨痿软，阴虚火旺证；又因其清热之力较大，故热病伤阴津，病后虚热不退者多用。

但石斛为滋阴敛邪之品，故温热病不宜早用，可助湿留邪，湿温、实热尚未化燥者忌服。

热病伤津多用鲜石斛，阴虚舌干多用干石斛。

破故纸温，腰膝酸痛，

兴阳固精，盐酒炒用。

苁蓉味甘，峻补精血，

若骤用之，更动便滑。

破故纸（补骨脂）、肉苁蓉同属补阳药。

补骨脂性大温，味辛苦，归肾、脾经，具有温肾助阳，纳气平喘的功效，用于治疗肾阳不足，阳痿不孕，肾虚遗精滑精，肾虚作喘者。

与吴茱萸、五味子、肉豆蔻、生姜、大枣配伍，又称四神丸，用于治疗五更泻。

老师在临床上常会用到此药，只要对证，效果都很好。

外用还可治疗皮癣脚气，斑秃，白癜风。

肉苁蓉性温，味甘，入肾、大肠经，咸可入肾，甘温补阳，具有补肾阳，益精血的功效，临床用于治疗肾阳不足，阳痿不孕，筋骨无力。因其甘而质润，常用于血虚，肠液干枯的大便秘结，可使大便轻松排出体外。

大便溏泄，实热便秘者忌用肉苁蓉。

薯蓣甘温，理脾止泻，

益肾补中，诸虚可治。

薯蓣，又称山药，我们农场种了很多，现在是收获季节，山药也是餐桌上的一道时令佳肴。

其性平，味甘，入脾、肺、肾经，甘而质润善补，药性温和，平补气阴，具有补脾养胃，生津益肺，补肾涩精的功效，用于治疗久泻不止，白带量多，肺虚喘咳，肾虚遗精，尿频。

医圣张仲景除了善用熟地黄，还喜欢用山药。喜用山药不仅是因其药物功效大，还可用于食疗，治疗久泻咳喘，白带量多等。

炒过的山药可补脾健胃，用于脾虚食少者，但湿盛中满及有积滞者忌用。

患者，男，20岁，自诉肚子痛。

老师问："肚子痛之前吃了什么东西？"

患者想了想说："我从外边做完事情回来后，口特别渴，于是从冰箱里拿了一罐饮料喝下去了，又吃了一些水果。"

老师又问："排便排气了吗？"

患者点头："大便不成形。"

老师让他去菜市场买点胡椒，研粉后用温水调成糊状，敷在肚脐上，外面用风湿膏贴住，防止胡椒掉出来。

患者听后，大跌眼镜，肚子疼了半天，居然用胡椒来治疗。

老师说患者是由于饮冷伤胃，导致胃痛，胡椒粉敷肚脐，具有散寒的作用。当然，如果嫌麻烦，可以冲上一碗浓浓的红

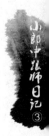

糖姜汤，趁热喝下去，让脾胃暖起来就不会痛了。

患者顿时明白了，随即转身而去。

我在药房里认识了羚羊角丝，质地很轻，颜色有些白，还带点黄。

我问曾姐："羚羊角丝有什么功效，是与羚羊角的功效一样吗？"

曾姐说："羚羊角丝是由羚羊角制成的，功效略胜于羚羊角，价格也比羚羊角要贵。羚羊角丝可泄肝火清心肺，是平肝息风的要药，不仅可用于小孩子高热，出现神昏抽搐时可以用，还可用于痈肿疮毒。"

我问："是否可以治疗癫痫、帕金森病？"

曾姐说："加入辨证方中，有一定的疗效。"

我点点头，继续按处方抓药。

农场有三个新人的身影，是从国学馆过来，其中一个男孩才十五六岁已经把《药性赋》《药性歌括四百味》背会了，现在正在学习《黄帝内经》。

我听后，十分汗颜，真是前途无量啊。

老师带着他们翻土，我从香蕉地边把红菜薹分兜出来栽种，原先种得太密了……

阿金说我霸占了他种包菜的良田。

我乐呵呵地问："什么叫良田？能够被充分利用起来的田才叫良田，你看我又没种在包菜边上，还有这么大一截空地，不种上红菜薹，太浪费了。"

阿金只得作罢，谁让这菜薹长得这么狂野呢！

弟子：师父，学医是不是针灸、推拿、导引、中药样样都会才好？

师父：少则得，多则惑。

专心地攻往一处，才能得到想要的结果，一旦选择的机会多了，就不知道自己到底想要什么，也不知道自己该选择什么了！

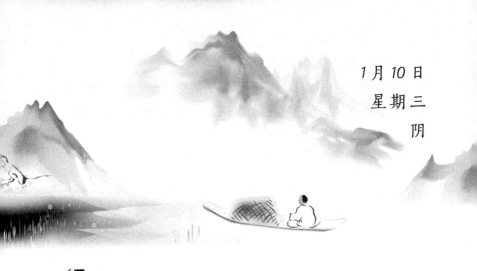

# 67.
## 菟丝子、牛膝、巴戟天、仙茅

　　一提起道，有人会觉得很高深莫测，我也一直这么认为。今天才发现，庄子曾告诉我们，"道"其实体现在生活中的每一件事中。

　　《知北游》中记载过这样一个故事，大概意思如下：东郭子请庄子吃饭，庄子坐定后。

　　东郭子问庄子：你天天讲的"道"在哪里呢?

　　庄子无可奈何地说：无所不在。

　　东郭子穷追不舍，非得让庄子把道落实到具体事物，说：不行，你得给我说清楚在哪里。

　　庄子说：在蚂蚁那里。

　　东郭子说：你怎么说得那么不高级，居然在蚂蚁那里。

庄子又说：在稗草那里，一种最卑贱、最常见的野草那里。

东郭子充满疑惑地问：怎么越说越卑下了。

庄子继续说：在屎盆里，在茅坑里。

东郭子听后，觉得庄子在戏耍他。

庄子说：没有啊，你问我"道"在哪里，我只能告诉你"道"不在哪里。

得出的结论是道无处不在，所以别把"道"想得太虚无缥缈。

患者，女，20岁。自诉头晕眼花，特别是蹲久后立马站起来，人会站不稳，去医院做了血常规检查，说是有轻度贫血。

老师问月经怎么样？

患者摇摇头。

老师把完脉后说："问题不是很严重，毕竟是轻度贫血，平时注意多晒晒太阳，每天煮饭的时候放3个红枣，煮熟后的红枣补血效果更好，更利于脾胃的消化。"

患者问："用不用吃药？"

059

老师说："不用，先按我教你的方法煮枣，每天都吃，连续吃上一段时间后，会有改变的。另外，现在是冬天，可用山药、黑豆煮稀粥，蒸饭也可以，能够食疗把身体调好，就不用吃药。"

是呀，食疗是最具营养、最安全的调理身体的方法之一。

菟丝甘平，梦遗滑精，

酸痛膝冷，添髓壮筋。

菟丝子味辛甘性平，归肝、肾、脾经，可平补阴阳，具有补益肝肾，固精缩尿的功效。

常与枸杞子、车前子配伍，治疗遗尿尿频，阳痿遗精，腰膝酸软；还可固冲任，安胎止血，用于妊娠胎动不安。另外，可益火补土，能止虚泻，治疗脾肾虚泻，久泻，便溏。

菟丝子还可明目，与地黄、车前子、枸杞配伍，治疗肝肾不足，目暗不明。

外用可治疗白癜风。

牛膝味苦，除湿痹瘘，

腰膝酸疼，小便淋沥。

牛膝分川牛膝和怀牛膝，性平，味苦甘酸，归肝、肾经，性善下行。两者都可逐瘀通经，补肝肾，强筋骨，利尿通淋，引血（火）下行，引药下行。

四川产的川牛膝，偏于活血通经，用于治疗瘀血阻滞，经脉不通；河南怀庆产的怀牛膝，偏于补肝肾，强筋骨，用于治疗肝肾不足的腰膝软弱等。

巴戟辛甘，大补虚损，

精滑梦遗，强筋固本。

仙茅味辛，腰足挛痹，

虚损劳伤，阳道兴起。

巴戟天、仙茅同为补阳药，其性味皆辛甘温热，归肾、肝经，均有补肾阳、祛风湿、强筋骨的功效，临床用于治疗肾阳不足，阳痿遗精，宫冷不孕，月经不调，遗尿尿频，腰膝冷痛。

不同之处在于巴戟天甘辛微温，补肾助阳之力较仙茅小，但兼能补精血。

仙茅辛热有毒，祛寒湿之力较强，燥热之性比巴戟天强。

因此，久服有伤阴之弊，可令人唇焦口燥，应当注意。

药房里，我把曾姐丢弃的药品纸盒捡起，准备作为给患者写口服药的处方纸用。曾姐见后说，她那里有很多药品说明书，都给我留着用。

我一看，正好，巴掌大的说明书背面白白净净的，写口服药名正好合适。

我们以前讲过，夜明砂是蝙蝠的粪便，有清热明目散血的作用，可治疗雀目，瘰疬，疳积。

望月砂是兔子的粪便，有祛翳明目、杀虫解毒的功效，可治疗痔肿，疳疮痔瘘等病证。

老师问我们，还有哪些粪便可入药？

我们听后，都摇摇头，粪便也可入药，想想都觉得胃里翻腾，古人起名真的很形象。

阿金说："人中黄，算不算？"

人中黄，是将甘草末置竹筒内，于人粪坑中浸渍一定时间后的制成品，具有清热凉血、泻火解毒的功效。

我们听后笑开了。我绞尽脑汁终于想到五灵脂是鼯鼠的粪便，与蒲黄配伍，又称失笑散。失笑散有通利血脉、散瘀止痛的功效，对于妇女痛经、产后瘀血腹痛效果较好。

老师点点头，笑说："我们常见的麻雀的粪便称为白丁香。它可是一味好药，以前的老中医常用它治疗疝气。当然具体怎么治疗，我们还得从古书上找。另外，它还有退翳去胬肉的功效。"

我们听后纷纷议论，中医真是太有意思了，古人是怎么发现这些动物粪便的功效，然后再用这些粪便为患者治疗疾病的呢？

我小时候，养过鱼，养过猪，养过狗……那些动物的粪便不知道可不可以入药，但是做肥料是绝对可以的。

老师一听到鱼，便大笑起来，说："对了，差点忘了，鲸鱼的"粪便"也可入药，叫龙涎香。"

一听这名字，就知道功效不简单。龙涎香是抹香鲸吞食墨鱼后，胃肠道分泌出来的灰黑色腊状排泄物，具有行气活血、散结止痛、利水通淋的功效，可治疗咳喘气逆，心腹疼痛等。

我听后不禁对古人在大海中寻找鲸鱼粪便的画面翩翩联想……

弟子：师父，您说说少年、中年、老年的养生之道吧。

师父：孔子曰，君子有三戒。少之时，血气未定，戒之在色。及其壮也，血气方刚，戒之在斗。及其老也，血气既衰，戒之在得。

其实古人早就告诉我们，年少时血气还不成熟，要戒除对万事万物的诱惑。

等到身体成熟了，血气方刚，要戒除与人争斗。

等到老年，血气衰弱，要戒除贪得无厌。

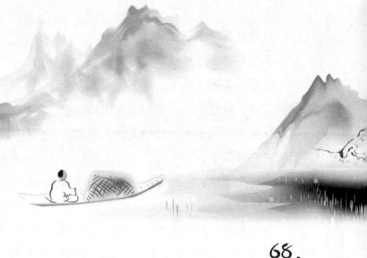

## 68.

## 牡蛎、川楝子、萆薢、续断

每时每刻的呼吸也大有学问，呼吸在肩者，称为端坐呼吸，说明呼吸系统功能快要衰竭了。呼吸在胸肺者，身体健康一般，甚至处于亚健康状态。呼吸到腹，称腹式呼吸。

新生的婴儿就不属于此种呼吸，意味着身体健康，不容易生病。

更进一层的呼吸，可到腰及膝盖，这类人有强健的体魄，健步如飞。

古人讲，真人之息在踵。就是说，一口气可以纳到脚跟。应了《黄帝内经》所言：上古之人，春秋皆度百岁，而动作不衰。

我摸摸自己的腹部，还是先来练习腹式呼吸吧。

牡蛎微寒，涩精止汗，

崩带胁痛，老痰祛散。

牡蛎性微寒，味咸，归肝、胆、肾经，生用可潜阳补阴，重镇安神，软坚散结，煅用后可收敛固涩，制酸止痛。临床常与龙骨配伍，用于治疗惊悸失眠，肝阳上亢，耳鸣耳聋，瘰疬痰核，崩漏带下。

若与桑螵蛸、海蛤壳配伍，可治疗胃痛吞酸等。

楝子苦寒，膀胱疝气，

中湿伤寒，利水之剂。

川楝子，又称金铃子，性寒，味苦，有小毒，归肝、小肠、膀胱经。为湿热气滞引起的胸胁痛、疝气痛的要药。还可杀虫，用于治疗虫积腹痛。

外用可治疗头癣，疮秃。

其与延胡索配伍，称为金铃子散，可疏肝泄热，行气止痛，用于治疗肝郁化火，胸胁，脘腹胀痛，疝气疼痛。

萆薢甘苦，风寒湿痹，

腰背冷痛，添精益气。

萆薢性平味苦，归肾、胃经，具有利湿祛浊，祛风除痹功效，可用于治疗风湿痹痛，关节不利，腰膝疼痛。

名方萆薢分清饮由萆薢、茯苓、乌药、益智仁、甘草组成，用于治疗湿浊下注，小便淋浊涩痛。

注意，肾阴亏虚，遗精滑精者慎用。

续断味辛，接骨续筋，

跌仆折损，且固遗精。

续断归肝、肾经，有补肝肾，强筋骨，续折伤，止崩漏的功效，用于治疗肝肾不足所致的腰痛脚弱，关节不利，跌仆损伤，筋伤骨折，崩漏经多，胎漏下血，胎动不安。

与蒲公英研末，可治疗乳痈。

患者，女，30岁，自诉月经不调，时间前后不一，量时多时少，来月经前乳房胀痛，生气后加重，甚至坐卧不安。

老师把完脉后说："你这是肝气不舒引起的，工作压力大，情绪波动，就会引起各种身体不适。月经不调只是表现出来的症状之一，还会有口干苦，脾胃的消化功能也不好。去药房买加味逍遥丸吧，平时可以用玫瑰花、月季花、佛手、陈皮泡水代茶饮。"

加味逍遥丸由牡丹皮、栀子、柴胡、当归、白芍、白术、茯苓、甘草、薄荷组成，又称为丹栀逍遥丸。该方具有疏肝清热、健脾养血的功用，可治疗情绪不良导致的头晕头痛，脐腹胀痛，月经不调，倦怠食少等病症。

方中柴胡疏肝解郁，牡丹皮清解郁热，栀子清三焦之火，当归、白芍养血活血，白术、茯苓健脾祛湿，甘草调和诸药。

在这个方剂中，薄荷起到了画龙点睛之效，其性辛凉升散，并可引诸药入肝经。

至于玫瑰花茶，具有行气的效果，遇事容易纠结、想不开的朋友，可以泡此茶喝。

义诊后，老师带我们练习壁虎游龙功。

我问："老师怎样做能呼吸至踵？"

老师说："我们此刻做的就是方法之一，把你的呼吸调匀，然后观察自己的呼吸，把呼吸带到脚踵。"

我又问："还有其他方法吗？"

老师说："负重，让身体负重，像挑夫挑货上山，少言语，断杂念，呼吸就到脚跟了。"

我又问："还有没有简单点的方法？"

老师说："有，禅坐。"

我听着怎么感觉一个比一个难。

老师说："你还是先把壁虎游龙功练好吧。"

我接口道："光说不练假把式。"

药房里，我手中抓着海浮石，感觉质地真的很轻。

今天老师讲的金铃子，我小时候还拿着玩过，椭圆形有点像枣，没成熟时是青色的，成熟后里面是软的，外面皮是黄色的，尝起来有点苦。

牡蛎倒是老朋友了，几乎每天都要和它见面。

杜仲也常用，有些人来抓药时会说有点像蛇皮，藕断丝连，用手拗开来，密密的白丝，要拉断的话还颇要费些力气。

神手要过来，老师安排了一系列的义诊活动，因此，在药房的工作得暂时缓缓了。我跟曾姐说明后，曾姐说，随时欢迎我再过来。这话听得人心里暖洋洋的。

农场里，我们又开始挖淮山药了。老师经过不断挖淮山药的过程，总结了一套快速挖山药的方法。

首先，确定淮山药位置，只铲一半的淮山药土，淮山药的根扎多深，我们就挖多深，挖出来的淮山药不仅不会断，还能达到完好无损。

我和老师铲土，阿金刨土，但我总是无法与阿金配合铲土，许是我未掌握要领，亦或许心未定。

我调整了一下呼吸，利用铲与阿金的锄头配合，把土从深坑里刨出来，顺利地挖出了又大又长的淮山药。

弟子：师父，怎样做到"真人之心，如珠在渊"？

师父：气沉丹田，再加上你的大愿力。

明白自己在做什么，比怎么去做更重要！

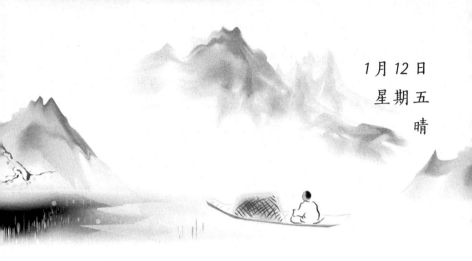

## 69.
## 龙骨、血余炭、鹿茸、鹿角胶

《素问·四气调神论》记载：冬三月，此谓闭藏，水冰地坼，无扰乎阳，早卧晚起，必待日光……

意思是，冬天的三个月，是阳气闭藏的时候，种子埋藏在冰雪之下，地面看不到生机，水面也结冰了，此时我们应当早点睡觉，等到太阳升起的时候再起床……

所以，我们早上晨课的时间也改到了七点，以顺应冬季的自然规律。

龙骨味甘，梦遗精泄，

崩带肠痈，惊痫风热。

龙骨性平，味甘涩，入心、肝、肾经。名方金锁固精丸，由沙苑子、龙骨、牡蛎、莲须、芡实、莲子粉组成，用于治疗肾虚不固，遗精滑精。

煅牡蛎为收涩药，可涩精敛汗，固肠止泻，用于治疗自汗盗汗，久泻脱肛等。生用可镇惊安神，平肝潜阳，用于治疗风热引起的惊痫，头晕目眩，以及神志不安，癫狂烦躁等。

> 人之头发，补阴甚捷，
>
> 吐衄血晕，风惊痫热。

人之头发又称血余炭，性平，味苦，入肝、胃经，补阴功效较佳，最主要的是可以止血，与三七、花蕊石配伍，可治疗吐血，咯血，血淋，尿血，外伤出血。因其补阴利尿，又可用于治疗小便不利。

> 鹿茸甘温，益气补阳，
>
> 泄精尿血，崩带堪尝。
>
> 鹿角胶温，吐衄虚羸，
>
> 跌仆伤损，崩带安胎。

鹿茸和鹿角胶同出一物，都来源于梅花鹿未骨化的幼角，鹿角胶是鹿角煎熬凝结而成。两味药均补肾壮阳。

凡肾阳不足，精血亏虚所致的宫冷不孕，耳鸣耳聋，阳痿遗精，筋骨痿软都可以用鹿茸。其还可以调冲任，用于带脉不固的崩漏不止，带下过多，阴疽内陷不起，疮疡久溃不敛。

鹿角胶入肾、肝经，除了温补肾阳，还可以益精养血。

患者，男，10岁，自诉肚子胀，没胃口，不想吃东西。

原来是放假在家，边看电视边吃零食，久坐不动，肠胃也不动了，好几天没解大便。

老师把完脉后说："问题不大，去药店买中成药吃吧。"

然后我写了大山楂丸交给他。并交代其母亲，要想孩子身体好，一定要戒零食。要知道零食只会让孩子生出各种疾病来。多晒太阳，多运动锻炼，身体才会强壮。另外，服药期间要喝清粥，生冷、辛辣、肉食就暂时不要吃了。

大山楂丸由山楂、六神曲、炒麦芽组成，具有开胃消食的功用。山楂善消油腻肉食积滞，麦芽善消米面食积，神曲善消淀粉类食积，并能醒脾和胃。

义诊后，我们仍在刘屋桥练习壁虎游龙功，观察自己的呼吸……

因为有新人陆续过来，农场热闹了起来。新朋友们都拿着铲帮忙开垦荒地。我也拿铲开地，连土地里的石头被挖了出来。这些石头在泥巴里埋藏多年，居然也被我挖出来了。

老师常说是金子总会发光，人也一样，不要怕自己的才华被埋没。关键是在未成为一颗金子之前，你做了些什么？

老师想开辟一块地做竹林书舍，说干就干，我们来到河边，拿刀砍杂草杂树，越到里面，空间越开阔。还真有点像《桃花源记》里讲的那样：入口很窄，穿过树木往里走，里面有一块空地，四周有树遮挡，旁边就是四季常青的竹林。天时地利，为我们创出了这片竹林天地。

老师说到时可以在这里看书，环境清幽，空气清新，还可以听到不知名小鸟的歌声。

是啊，这地方令人心旷神怡，充满向往。

弟子：师父，合格的中医大夫在术的层面要达到什么境界？

师父：视其外应，以知其内脏，则知所病矣。

《灵枢·本脏》告诉我们：要观察各脏腑外应的皮肉筋骨脉的表现，来了解内在脏腑的状况，推断出各脏腑所发生的病变。

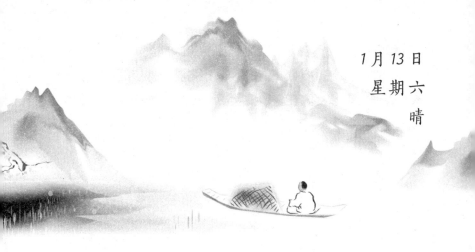

## 70.
## 膃肭脐、紫河车、枫香、檀香

自信来源于哪里？来源于能力。

能力则来源于专注，而专注就是专心地做自己感兴趣的事，并且每天不知疲倦地、快乐地去做。

每天清晨，不管是刮风，还是下雨，我都会在马路上碰到清洁工收集每一户家门口的垃圾，还会看到一位身着迷彩服的摩的师父，搓着手，跺着脚，等待着下一位客人。

生活的不易让我明白，我是幸运的。因为还年轻，因为可以选择。我不是看不起他们的职业，相反我更敬佩他们的敬业精神。

膃肭脐热，补益元阳，

固精起痿，痃癖劳伤。

腽肭脐又称海狗肾，性热，味咸，归肾经，具有暖肾壮阳、益精补髓的功效，用于治疗肾阳虚衰，精冷不孕，腹中冷痛等症。

还可研粉服用，或浸酒。但要注意阴虚火旺，骨蒸劳嗽者忌用。

紫河车甘，疗诸虚损，

劳瘵骨蒸，滋培根本。

紫河车，俗称胎盘，性温，味甘咸，归肺、肝、肾经。

咸入阴分，甘温主补，善于治疗男女一切虚损劳伤病。紫河车具有温肾补精、益气养血的功效，用于治疗肾阴不足，精血亏虚，宫冷不孕，久咳两虚，产后乳少等。

新鲜胎盘用清水漂洗干净血水后，放火上烘干，可研末使用。

枫香味辛，外科要药，

瘰疮瘾疹，齿痛亦可。

枫香性平，味辛苦，具有调气血，消痈疽的功效，为外科要药，用于治疗疥疮风疹，皮肤瘙痒；还可止血，用于吐血，衄血，便血。外用可治疗牙齿疼痛，以及刀伤出血等。

檀香味辛，开胃进食，

霍乱腹痛，中恶秽气。

檀香性温，味辛，入脾、胃、心、肺经。气味芳香可行气温中，开胃止痛，用于治疗胸膈不舒，胸痹心痛，呕吐食少。

与砂仁、丹参配伍，可治疗气滞血瘀，脘腹疼痛。

患者，女，30岁，自诉胁肋疼痛，脾气暴躁，腰痛。

老师把完脉后说："遇到不顺心的事，你要学会转变自己的心境，化解不快。否则把情绪垃圾堆积在身体内，不生

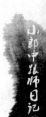

病才怪。"

四逆散( 柴胡 8 克，白芍 10 克，枳壳 10 克，炙甘草 5 克 )
加香附 5 克，郁金 5 克，当归 5 克，黄芪 30 克，杜仲 10 克，
枸杞子 15 克，淮山药 15 克……

患者急忙补充道："医生你顺便把我脸上的斑也去掉吧。"

老师听后又加了红花 5 克，玫瑰花 10 克。3 剂。并嘱患
者平时可以用玫瑰花泡水代茶饮。

四逆散疏肝解郁。腰三药黄芪、杜仲、枸杞子，补气并
补肝肾之精。

香附通行十二经脉，善于理气解郁，但其性偏燥，易损
肝血，加当归可养血润燥。

郁金味苦，性寒，易损胃中生气，配伍淮山药可补脾胃
之阴。

义诊后我问老师："患者诉胁肋疼痛，脾气易暴躁，就该
用香附、郁金吗？"

老师说："不是见症状用药，我把脉时发现患者左关脉郁
得很明显，后观察舌象时发现舌边缘凹凸不平，如锯齿状。因
此，我判断其为肝脏气血瘀滞。这时用郁金、香附药对，效果
最好。"

老师又补充道："舌两边主肝胆，舌边齿痕是肝经气血瘀
滞的表现。但很多时候，肝郁多伴有脾虚，齿痕舌往往与淡胖
舌同时出现。"

农场里，老师安排新来的朋友铲土开荒，我则锄草。

冬天草不易成长，但仍有不知名的草冒出地面。地里的
紫薯被我挖了出来，有些开裂了，有些被虫子咬出一个个小
洞，但是没关系。这些紫薯都是纯天然的，未加任何化肥的

粮食。

晚上，我们去龙尾义讲，内容为小儿阳光论。

俗话说：消极的人像月亮，初一十五不一样；积极的人像太阳，照到哪里哪里亮。

一个健康阳光的孩子，需要培养五心。

快乐的心是疗伤圣药。快乐简单地去做自己喜欢做的事，或者拥有一份期盼已久的礼物，或者品尝一份美食……而拥有一颗快乐的心，却可以疗愈伤口。

知足的心是成长肥料。知足常乐，心安于当下，默默地付出自己，让自己的心灵得到成长。

惜福的心是幼苗的雨露。锄禾日当午，汗滴禾下土。谁知盘中餐，粒粒皆辛苦。

告诉我们，对待供给我们成长所需能量的粮食，我们要珍惜，要明白其中的不易。同样对待我们所需的物品，我们也要珍惜，就算是普通的不能再普通的水也不例外。

勇敢的心能为花儿松土。遇到困难，我们不应该选择逃避，而是要迎难而上。生活总有不如意，无论遇到多么困难的事情，都需要我们去勇敢对待解决。

善良的心提供最适合鲜花绽放的温度。人之初，性本善。培养孩子拥有一颗善良的心，是父母的必修课。真善美慧的语言，可暖人一辈子。

弟子：师父，是不是所有人都需要用一颗善良的心去关爱。

师父：《弟子规》告诉我们，凡是人，皆须爱，天同覆，地同载。生活在同一片蓝天之下，同一块土地上，要和睦相处，相互爱护。

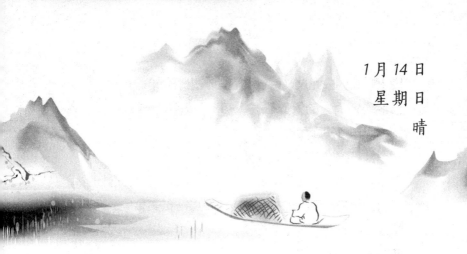

# 71.

## 安息香、苏合香、熊胆、硇砂、硼砂

三心未了水难消，五观若存金易化。

三心是指贪嗔痴。五观是指计功多少，量彼来处；忖己德行，全缺应供；防心离过，贪等为宗；正事良药，为疗形枯；为成道业，因受此食。

珍惜寻常的一饭一蔬，即使如钢铁的食物也可消化，反之，就算是一滴水，也难以吸收。

安息香辛，驱除秽恶，

开窍通关，死胎能落。

苏合香甘，祛痰辟秽，

蛊毒痫痉，梦魇能去。

安息香和苏合香同为开窍药。

安息香味辛苦，性平，气味芳香辛散，归心、脾经，具有开窍醒神，行气活血，堕死胎的功效。临床常用于治疗痰浊热邪闭阻心窍所致的神昏不语，痰盛气粗，身热，还可治疗突然昏厥，或胸腹胀满作痛等。

苏合香味甘辛，气芳香，有开窍醒神、辟秽止痛的功效。

与檀香、麝香、安息香配伍，治疗中风痰厥，猝然昏倒，牙关紧闭，不省人事者。

与冰片、檀香配伍，可止胸痹心痛，胸腹冷痛。

苏合香为辛温香散药，适用于寒闭，凡热闭神昏、正气虚脱者均忌服用。

熊胆味苦，热蒸黄疸，

恶疮虫痔，五疳惊痫。

五疳是指心疳、肝疳、脾疳、肺疳、肾疳。

熊胆味苦，性寒，归肝、胆、心经。内服可清肝息风，治疗湿热蕴蒸的黄疸，以及热邪炽盛的惊厥；外用能清热解毒，治疗热毒疮痈，痔疮肿痛；还可用于小儿疳积惊厥，起到清热镇惊、解毒杀虫的作用。

硇砂有毒，溃痈烂肉，

除翳生肌，破癥消毒。

硇砂味咸苦辛，性温，有毒，具有穿破痈肿，腐蚀烂肉，消除眼中翳膜或胬肉的功效。

该药还可生肌解毒，行瘀血，破癥块，用于治疗痈肿疔毒，未化脓时可消散，已成脓时可尽早穿溃。

因其有毒，多外用，内服需经过醋淬后水飞研末。

硼砂味辛，疗喉肿痛，

膈上热痰，噙化立中。

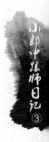

硼砂性凉，味甘咸，归肺、胃经，可解毒防腐，为眼科喉科要药。

外用可清热解毒，治疗咽喉肿痛，口舌生疮，目赤翳障；内服可清除胸膈以上的热痰，用于治疗痰火内盛，痰黄黏稠，不易咳吐者。

患者，男，40岁，自诉腰痛，膝软脚弱，小便清，尿频。

老师把脉后说："腰部要注意保暖，另外忌服冷饮、水果。"

患者点头说："确实是这样，只要我吃了寒凉的食物，疼痛就会加重，胃也难受，现在不敢轻易碰凉物。"

四逆散（柴胡 10 克，白芍 10 克，枳壳 10 克，炙甘草 5 克），杜仲 15 克，狗脊 15 克，续断 10 克，木瓜 10 克，熟地黄 15 克，桂枝 10 克，陈皮 5 克。3 剂。

杜仲拗开后可见白色的细丝，与续断均可补肝肾，强筋骨，用于肝肾不足所致的腰膝酸痛，筋骨无力。

狗脊又称金毛狗脊，因有金色的绒毛而获此美名，不仅可治疗风湿痹痛，还可治疗肾虚不固，尿频遗尿，下肢无力，腰膝酸软。

熟地黄补血滋阴，益精填髓。桂枝可温通经脉，助阳化气，常用于寒凝血滞诸痛证。

木瓜酸温，具有舒筋活络的功效，并可和胃化湿，引药入腰膝，治疗腰膝关节疼痛。

义诊后，老师带我们练习壁虎游龙功，陆续有朋友加入我们的队伍，体会呼吸到踵的感觉。

老师在微信上告知大家最近两天神手会过来，只要是有疑难杂病的患者，都可以过来报名请神手刘哥诊治。

不断地有朋友给我们寄来各种中药、中成药、西药、图书。

还有朋友为我们借来自行车，方便后来的学者跟师下乡义诊。

每一本书，每一味药，取之于好心人的馈赠，也将用于需要帮助的人。我们只不过是沟通爱心的桥梁。

不知是哪位村民把蔬菜外层的老叶子掰下来丢在了农场，阿金捡了起来，我问捡这个做什么？阿金说，吃。

我听后有点不理解，农场里种了大片的青菜，吃都吃不完，别人不要的菜叶有必要捡回去吃吗？

老师说，这就叫拥有一颗惜福的心吧。

有一个老和尚带着他的徒弟去村里义诊，发现几片菜叶从小河上游顺水漂下来。老和尚摇摇头，打消了去此村义诊的念头。

徒弟不解地问为什么？

老和尚说，浪费菜叶，这个村庄的福报还不够。

可正当他们转身要离开的时候，发现一老农正跑过来，把这些菜叶捞了起来。原来这菜叶是不小心被水冲下来的，并不是丢弃不用。

老和尚与徒弟弄明白了事情的原委，故而继续前往此村义诊。

其实不管上述故事的结局如何，都告诉我们，要珍惜大自然赐给我们人类的一草一木、一米一蔬。对于吃的境界，即是三心了，五观明。

弟子：师父，您怎么看待酒色财气？

师父：酒是穿肠毒药，色是刮骨钢刀，财是下山猛虎，气是惹祸根苗。

酒、色、财、气这四面墙，让多少人藏在里面走不出来。生活中我们要面对现实，把握好分寸……

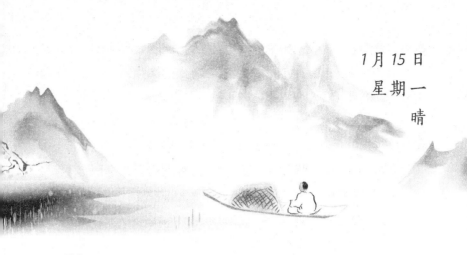

# 72.
## 朱砂、硫黄、冰片、芦荟

　　生活中处处都闪耀着智慧，如厨房中的锅碗、擀面杖、菜刀。

　　锅说，没有痛苦的煎熬，何来沸腾的生活。

　　碗说，若不先充实自己，怎么会有营养供给别人。

　　擀面杖则说，尽管在其他方面一窍不通，但总得有自己的一技之长。

　　菜刀幽幽地说，虽然我最会制造分裂，却能做到两面都光亮。

　　我说，你们都可为我所用，但却都不属于我。

　　朱砂味甘，镇心养神，

　　祛邪解毒，定魄安魂。

朱砂性微寒，味甘，有毒，归心经。质重可镇惊，寒可清热，功可镇心安神定惊，用于治疗心火亢盛，上扰神明所致的心烦不安，惊悸失眠，癫痫发作，小儿惊风。

外用可解毒，治疗疮疡肿毒，咽喉肿痛，口舌生疮，还可治疗目赤障翳。

因其有毒不可大量服用，也不可小量久服，孕妇及肝肾不全者禁用。忌用火煅，火煅后会析出水银，有大毒。

硫黄性热，扫除疥疮，

壮阳逐冷，寒邪敢当。

硫黄为攻毒杀虫止痒药，其味酸，性热，有毒，归肾、大肠经。

内服具有补火壮阳，祛寒逐冷，通大便的功效，用于阳痿，腰脚冷痹无力，以及老年人下焦虚冷的便秘；外用可解毒杀虫疗疮，长于治疗疥癣，秃疮，湿疹，阴疽恶疮等皮肤病。

因其有毒，孕妇慎用，阴虚火旺者忌用，不可与芒硝、玄明粉同用。

龙脑味辛，目痛头痹，

狂躁妄语，真为良剂。

龙脑又称冰片，性微寒，味辛苦，归心、脾、肺经。气极芳香，具有开窍醒神，清热止痛的功效。内服可治邪热内闭的神志昏迷，惊痫癫狂，胡言乱语等；外用则治疗目赤肿痛，口舌生疮，耳道流脓，以及痈疽疮疡，烧烫伤。

因其属开窍药，性寒凉，具有辛香走窜之性，孕妇慎用。

芦荟气寒，杀虫消疳，

癫痫惊搐，服之立安。

芦荟性寒，味苦，归肝、胃、大肠经，内服能清热凉肝，治疗惊痫抽搐；还可杀虫疗疳，用于治疗小儿虫积疳疾。外用能治癣疮。

因其苦寒泻下，具有通大便的功效，可用于热结便秘或习惯性便秘。

值得注意的是，脾胃虚寒，食少便溏者及孕妇忌服。

患者，女，40岁，自诉咽喉肿痛，舌面长疮。

老师把完脉后说："这是肺胃郁火所致。平时要清淡饮食，吃蒸菜，喝稀粥，忌食辛辣油腻食物。另外可去药店买冰硼散，把药末敷在疮面上。"

冰硼散由冰片、硼砂、玄明粉、朱砂组成，具有清热解毒，消肿止痛的功用，专用于治疗热毒蕴结所致的咽喉肿痛，口舌生疮等。

义诊后，老师安排金宝带队，大家一起骑自行车去天然温泉处。没错，今天我们去泡温泉，不过只是泡脚。

今天陈老师也过来了。待我们八点半吃完早餐，陈老师已经在周边逛了一圈了。和陈老师会合后，我们一起去宾馆接"神手"刘哥，待我们赶到时，大伙儿都到了。

老师把手足反射疗法图挂在温泉处的小卖部门口，刘哥便讲起了手足反射疗法治疗疾病的原理。

为什么在手上或足部按摩可以治疗疾病？

比如，我家住在六楼或更高楼层，有人来拜访，在一楼按门铃，我听到门铃响，就知道有人来拜访。如果来者不按我家门铃，而是按别人家的门铃，那么我就接收不到信息。

在手上或足部按摩某一相对应点，那就可以治疗与之相对应的疾病。

实践出真知，泡完脚后刘哥便让颈椎病患者来亲自试效。

有一位摄影师第一个举手上来治疗，由于其长期肩部扛摄影机，并久坐电脑前剪辑，患有颈椎病。

刘哥在他手上的大拇指关节活动处牵拉，摄影师疼得直冒汗。刘哥再让他活动脖子，他惊叫一声，好舒服呀，脖子竟然好了。

看得我们目瞪口呆，随后掌声响起。接着人群中各种疼痛不适者争相上台请刘哥诊治。

我发现老师蹲在一边用笔快速地记录着这一有效案例。脑中突然冒出一句话，总以为自己在努力着，实际上比你有成就的人付出了双倍于你的努力。

老师出了那么多本书，但仍然笔耕不辍地记录着病案，甚至在我们睡觉闹情绪的时候，笔仍未停。

下午来到农场，老师虚心地向李科请教（和刘哥一起从任之堂过来这里，在任之堂掌管农耕作物）如何让蔬菜不生虫子。

李科说，可以在蔬菜的间隙里种上洋葱或者气味浓郁的青草药，虫子不喜欢这气味，自然不会光顾，还可以用青草药做成药液熏虫子。

另外可以专门种植一片蔬菜，供养这些虫子。

还有更高境界的做法，那就是每天花上一小时的时间坐在菜边与这些蔬菜沟通，与这些虫子沟通。我对这种方法比较感兴趣，我相信有某种力量，可让我们人类与这些外在的动植物沟通。

李科还说，我们干活时在土地间挥洒下的汗水是供给蔬菜最好的肥料。

在田园里赤脚干活，不仅强健了自身体质，还给了土地

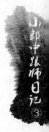

最丰富的营养。

　　只要用心观察，生活处处闪耀着智慧的光芒。

　　弟子：师父，说说您最新的养生十二字诀吧！

　　师父：食勿言，卧勿语，饮勿醉，色勿迷。

　　吃饭时不要言语，睡觉时不要说话，饮酒时不要喝醉，不要在情色中沉迷。

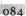

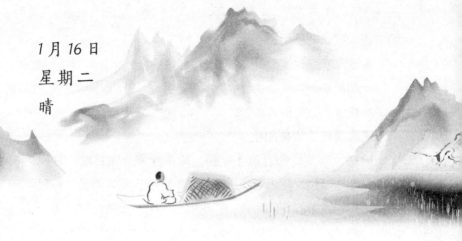

73.

## 雄黄、珍珠、牛黄、琥珀

人生是寻找自己的过程，今天随老师寻找爱冒险的自己。

清晨七点，我们已坐在了湖心亭，听老师讲《药性歌括四百味》。太阳伸了个懒腰，从云层里露出头来。

雄黄苦辛，辟邪解毒，

更治蛇虺，喉风息肉。

雄黄为攻毒杀虫止痒药，性温，味辛，有毒，具有燥湿祛痰，解毒杀虫，截疟的功效，用于治疗痈肿疔疮，湿疹疥癣，食虫咬伤；还可消痰，用于治疗咽喉肿痛，痰多壅塞的喉风、息肉等。

因其有毒，故孕妇禁用。忌火煅，因煅烧后可分解氧化为三氧化二砷，有剧毒，并可通过皮肤吸收，外用也不能大面积涂搽，或长期使用。

珍珠气寒，镇惊除痫，

开聋磨翳，止渴坠痰。

牛黄味苦，大治风痰，

定魂安魄，惊痫灵丹。

珍珠、牛黄均为息风止痉药。珍珠性寒，味甘咸，甘咸育阴，性寒清热，质重潜降，具有安神定惊，明目消翳，养阴息风，清热祛痰解渴的功效；还可解毒生肌，润肤祛斑。用于治疗惊悸失眠，咽喉肿痛，牙疳，口疮，溃疡不易收口等，还可用于淡化皮肤色斑。

牛黄性凉，味苦，苦能泻降，寒能清热，有清心豁痰，开窍醒神，凉肝息风，清热解毒的功效。

与麝香、冰片、黄连配伍，可用于中风痰迷。还可治疗惊痫抽搐，咽喉肿痛，口舌生疮，痈疽疮毒。

琥珀味甘，安魂定魄，

破瘀消癥，利水通涩。

琥珀为常用的重镇安神药，质重沉降，具有镇惊安神，活血散瘀，利尿通淋的功效，用于治疗心神不安，心悸失眠，经闭痛经，癥瘕积聚，小便不通，或小便短赤涩痛等。

多入汤剂，或研末冲服，但阴虚内热，小便不利，内无瘀滞者忌用。

患者，男，30岁，自诉感冒，发热恶寒，流鼻涕，头痛，咽干……反正浑身都不舒服。

天气忽冷忽热，人体正气不足，最容易患感冒。老师把完脉后，又看了看他的舌头，舌偏红，苔黄。于是让患者去药店买中成药连花清瘟胶囊，按说明书服用。

连花清瘟胶囊由连翘、金银花、炙麻黄、炒苦杏仁、石膏、板蓝根、绵马贯众、鱼腥草、广藿香、大黄、红景天、薄荷、甘草组成，具有清瘟解毒、宣肺泄热的功效，既可散外寒，又可清里热，用于治疗流行性感冒属热毒袭肺证者。

今天我们要登上五经富最高的山——尖山。

我们先在陈江小学会合，一部分人坐车过去，一部分人骑车过去。

我们骑自行车的部队，大部分都把自行车放在了学校车棚里。而老师和阿金则打算带车旅游。

我们先乘坐小车来到入山口，然后不按常理出牌，选了一条人迹罕至的小路，向尖山攀登……由于山路不便于携带自行车，老师和阿金把自行车放在了山脚下的草丛中。

我们十几个人沿着一条长满草的小路，陆续前进。阳光很好，有人欢笑，有人拍照。早就听老师说过尖山不好爬，有恐高症的人不适合。娟姐更是由于体力不支，没走多远就下山了。

陈老师、洪涛拿砍刀在前面开路；老师负责呼应，清点人数，防止有人掉队。

有人带着镰刀，坤哥则拿了绳子，我选择轻装上阵，只带了一瓶水、一支笔、一个本子放在背包里压包，手机必带，便于联系。

上山手脚并用，下山则下蹲前行，因此对于患有多年颈肩痛的我来说，轻装上阵是不二的选择。

阿金、银华姐则选择负重前行，身上穿了负重衣，放上铁条，脚上也一样，这也是一种选择。

我佩服他俩，因为他们负重前行是我无法办到的事

情。同样我也佩服自己，了解自己的短板，可以做出明智的决定。

我和海莲姐从队伍后头不断地超越其他人向前，因为我知道自己没有能力照顾好他人，只能先照顾好自己，不让自己掉队。

走在前头的好处是可以根据自己的能力选择适合自己的前进速度，不会因别人的休息而停停歇歇。海莲姐也一样，一直走在我前面。

银华姐把耙传给了海莲姐，海莲姐由于拿耙不好攀登，而交给了我。我不会再把耙传给其他人了，因为带耙上山很不方便，手中和背上都有水、干粮，耙落在谁手中都会显得多余，特别对于体弱者来说，更是如此。

为什么要带耙呢？因为耙可以开山辟路，说不准还要用耙拉草。而事实证明，这耙在我手中带来的便利，超乎想象。我一度怀疑，这耙本就是为这次上下山而服务的。

李科说这山失过火。

我问他怎么知道的。

李科说："本该长在阴处的植物，却暴露在阳光底下，这很反常。"

我竖起大拇指，佩服他细心观察的能力。

事实证明他说的没错，我们在上山的途中时不时地就会发现被大火燃烧后残留的松树残骸，有些松枝用手一摸还有黑乎乎的炭。

老师停下来等着后面的人上来，前面除了陈师、洪涛，接着就是拿着耙、背着包的我，然后便是海莲姐，她正在双手并用地攀爬。

上山的路没有想象中的难，也没有想象中容易。我后背的衣服全被汗浸湿了，口虽渴，却不敢大口喝水，因为我知道，在山中行走水是最重要的粮食，甚至比干粮还重要。

有时渴了，就摘那种红彤彤的野果吃。小时候吃过，味道酸涩，有点像五味子。

手中的耙为我支撑，有时借助耙，我可以大步跨过拦在眼前的石头。山路越来越陡，眼前是陈师开出来的路，低头爬！用手抓住小竹子，爬⋯⋯

下面的人，有的不断地补水，有的还不断地讲话，话多耗气，这是爬山一忌；把水喝完，到了口干舌燥想喝水时却没有水喝，这是爬山二忌。

干燥的山里只有大树野草，不能给大家提供水，不到太渴的时候不能喝水，水是很宝贵的。另外，闭口爬山可让自己保存体力！

快到山顶时（其实也不能称之为最高顶，只是一个小山顶），我们赶上了陈师，洪涛、我、海莲姐坐在矮竹下休息，等后续上山人员。

陈师拿出龙眼，没舍得喝水，只是尝了一颗龙眼肉。他的眼睛由于开路而被灰尘弄得有些红血丝。

我坐下来，拿着陈师给的龙眼，剥开吃下，小口地喝了一口水。海莲姐背着干粮，自家做的发饼，不敢吃，因为太干，怕水不够。

我看了看时间，十二点，离目的地还有一段距离。

半山腰的人还在继续攀爬，我看着前面的树与草感慨，人生就是一个不断向上登顶的过程，只有不断地攀登，才能发现更美的景色。

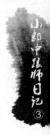

过程会累，会艰辛，甚至找不到出路，但一切都不要紧，只要朝着目的地不断地前进，并且只有前进，才能看到别人无法看到的风景……

只闻其声，不见其人，听到后续人员说话的声音，却看不到人。当声音渐近，我们继续向山顶前进。仍是陈师、洪涛开路，我和海莲姐紧紧跟随。

杂树中，或许一个转弯就看不到前面的人了。

一根长刺挂住了洪涛的衣服，我紧随其后帮他松开，他拿起砍刀砍向这小枝，结果枝没砍断，却反弹到我脸上，划过我的眼睛，我反射性地用衣服去擦。

洪涛也被吓住，不断地说，没事吧，没事吧……

我边擦边说，毁容啦……

用衣服又擦了擦，眨了眨眼睛，用泪水滋润后，睁开，还好没事，只是脸上有些疼。

海莲姐在一边干着急，见我没事，才松了一口气。

在丛林中穿越冒险，距离要有，但不可太近，也不可太远，太近可能会被前面的人反折的树枝刮到，太远又会走失迷路。

我们终是把尖峰站在了脚下，一点都不觉得累。

陈师说这与我经常在农场做事有关，体能各方面都得到了锻炼。

我说："待会儿让我在前面开路吧。"

陈师说："不用，我和洪涛来开路就好。现在我们先休息，等大家到了再一起出发。"

于是我们打坐，储存体力。阳光从斑驳的树叶缝隙里洒下，我的心很祥和、安静，珍惜此时，珍惜当下的一点一滴。

人员陆续地会合在一起，刘哥摘了一对青羊角，我们不知道那是什么。高山峰上的物种本就不简单，更何况长相奇特的羊角，裂开后像树丝，看上去很有韧性，途经时我见到过，但没有采摘。

水有水的灵性，山有山的灵性，高山上的植物，经过风吹雨打，日出日落，云卷云舒，在我看来，也很有灵性，非必要不轻易地去折伤它们！

当然，喜欢的人，把它摘回来，这或许也是它的使命所在……

休息片刻，等快一点的时候我们开始找路下山。陈师在前面找路，洪涛、老师在前面开路，我们跟在后面，保持适当的距离，注意安全。

上山容易，下山难，有路可以沿路走，可现在没路，要走出一条路来，需要智慧与勇气。

让我奇怪的是，在这片山上我没见到蚂蚁，没有遇见蛇之类的动物，或许是冬眠了吧。

下山，很多时候是蹲下，用双脚滑下去的。这让我想起小时候，屋后的一块斜坡地有黄泥巴，放学后最大的乐趣就是和小伙伴兴冲冲地滑下去，然后一股猛劲冲上来。没想到，若干年后的今天，这种游戏再次上演，下山比上山更好玩，更有乐趣。

坤哥和海莲姐都说，别带耙了，丢在这山上吧。

但我觉得，耙不是我的累赘，我早已经把它当成是我的武器，也是我需要的拐杖。

老师走在前面，让我们等后面的人，滑滑停停，再走走，借用树、借用草下山。

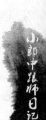

我走前面开路时，越走草越深，有勇无谋，盲目地行路，这让我更深刻地认识到，凡事不可莽撞。下次如果还有机会，我相信我能做得更好！

陈师、洪涛与我们岔开了，在一处，我隐约看见有一条路，把何老师招呼过来。何老师二话不说，走在前面开路。我跟在后面，老师边让何老师慢一点，边等后面的人员。

坤哥肩上挂着长绳，准备随时用上。

我看着太阳渐渐西沉，后面人员的速度却太慢，心中有些许焦虑，或许老师也会有些焦虑。

后来才知道，他们是想用手机留住美景，让自己映入这美景中……

谢天谢地，当太阳隐去最后的光芒，我们也下了山。

海莲姐背包里的干粮，上山时有多少，下来时就剩多少。因为没水，吃了饼怕会更渴。

我的肚子唱了好多次空城计，我依旧摇头不敢吃饼，水被喝完了，我感觉自己呼出来的气都是热的。

下了山，大家看到水管有水进出来很高兴，都去喝冷水，我没有喝。我虽知道自己的短板，但不反对别人喝。口干到极处，润湿嘴唇也好。我不碰冷水，也说明我还未口干到极致。

水边种了橘树，橘子很黄，橘树下有些橘子落在地上，干了，我看了看枝头上的橘子，忍不住摘了一个想剥开吃，但还是没吃，而是放在了口袋。

路过一片坟地，我深鞠一躬，海莲姐也深鞠一躬。

再向前走，有一户农家养了鹅，夫妻正在喂鹅。我见后问："阿姨可否向您家借点水喝？我们从尖峰山顶下来，水喝完了。"

　　夫妻俩见怪不怪，许是常有一些冒险者来这里爬山，下来时也像我们一样寻找水源。

　　阿姨看着我、海莲姐、银华姐三人，不住地点头说："有的，有的。"

　　或许，她不敢相信我们三个女的能从尖山下来，她只是不知道还有一群人在后面。

　　阿姨带我们来到她家里，热情地为我们倒了水，我从口袋掏出橘子说："阿姨，您这里有橘子卖吗？"

　　阿姨说没有，但还是从卧室提出小半蛇皮袋的橘子，拿出几个给我们吃。

　　我们推辞，海莲姐把包打开，从包里拿出干粮送给阿姨，然后我们才收了阿姨的橘子。

　　最主要的是，我们喝上了温开水，胃里真舒服！

　　走在平坦的路上，感觉脚难受，真想打赤脚走路，铁耙一直在我手中。

　　路口大家在等车，天已经完全黑了下来，大家尝着阿姨送的橘子……

　　我、海莲姐、银华姐还要到小学去骑车。坐车来的仍坐车回去，骑车来的仍需骑车回去。

　　借用刘哥的话说，这哪里是爬山，完全是穿越冒险队。

　　从一开始我就告诉了自己，这次是寻找爱冒险的自己。不管是负重前行，还是轻装上阵，找到合适自己的方式向前走，心无旁骛，用心去感受山中的一草一木。

　　不可盲目，有勇还必须得有谋。渴了可以吃山上的野果。明白自己的短板，不可碰的就不碰，就算是讨口水喝，也请记

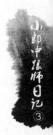

住说声谢谢。

　　陈师看上去虽弱小，但却让我看到他勇闯的一面。老师果敢勇猛，能独当一面，但在行走的过程中，也有柔和的一面。

　　人生的道路，也需要我们攀登大小不一的山峰。看似是战胜一个又一个山峰，其实更多的是战胜我们自己。

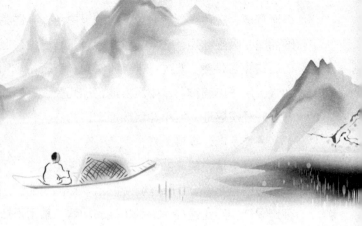

## 74.
# 天竺黄、麝香、乳香、没药

老师说，人的胸怀是被不理解和委屈撑大的。

一滴墨汁落在一杯清水里，杯子里的水立刻变成黑色。而如果是滴在大海里，大海仍然是蔚蓝的大海。这是因为两者的肚量不一样。

不熟的稻穗直直地向上挺着，而成熟的稻穗却把自己的头垂得低低的，这是因为两者的分量不一样。

宽容别人是度量，谦卑自己是分量，合起来是一个人的质量。

天竺黄甘，急慢惊风，

镇心解热，化痰有功。

天竺黄是青皮竹或华思竹竿内的分泌液干燥后的块状物，

表面灰蓝、灰黄，或灰白色，有的呈白色，半透明，体轻，质硬而脆，吸湿性强，味淡，置水中有气泡产生，但不溶于水。

其味甘性寒，归心、肝经，具有清热豁痰，清心定惊的功效，用于热病神昏，中风痰迷，小儿痰热，惊痫抽搐，夜啼等心肝经痰热证，为小儿痰热证的良药。

麝香辛温，善通关窍，

辟秽安惊，解毒甚妙。

麝香为名贵的开窍药，性温，味辛，归心、脾经，具有开窍醒神，活血通经，消肿止痛的功效，常用于热病神昏，中风痰厥，血瘀经闭，痹痛麻木，难产死胎，疮痈肿毒，瘰疬痰核等。

因其具有辛香走窜之性，多用于救急治标之用，易耗伤正气，只可暂时服用，不可久服。而孕妇是绝对禁止服用的。

乳香辛苦，疗诸恶疮，

生肌止痛，心腹尤良。

没药苦平，治疮止痛，

跌打损伤，破血通用。

有乳香的处方上，必有没药，此二药为最佳黄金搭档，都可活血止痛，消肿生肌。临床可用于内外妇儿科的瘀滞疼痛者，如胃脘疼痛，胸痹心痛，产后瘀阻腹痛，筋脉拘挛等。对于疮疡溃破，久不收口者，效果较好。

不同之处在于，乳香性温，偏于行气伸筋，多用于治疗痹证；没药性平，偏于散血化瘀，二药临床常配伍治疗气滞血瘀的疼痛。

患者，男，40岁，自诉双侧足膝红肿，筋骨疼痛，有时感觉双下肢痿软无力。舌苔黄腻。

老师把完脉后问:"小便是不是黄色的?"

患者点头称是,说:"一到夏天,双脚就有脚气。"

四逆散(柴胡 10 克,枳壳 10 克,白芍 10 克,炙甘草 10 克)合四妙散(苍术 10 克,黄柏 5 克,炒薏苡仁 30 克,川牛膝 10 克),黄芪 20 克,党参 10 克,陈皮 5 克。3 剂。

老师嘱患者勿久坐,少食肥甘厚腻之品。

黄柏苦寒沉降,尤善于消下焦湿热。

苍术辛散苦燥,可燥湿健脾。

川牛膝能补肝肾,祛风湿,引药下行。

《内经》云:治痿独取阳明,阳明者,五脏六腑之海,主润宗筋,宗筋主束骨而利机关也。

薏苡仁独入阳明,祛湿热而利筋络。

黄芪、党参补气;陈皮行气通痹止痛,利气健脾。

义诊后我们又出现在刘屋桥上,练习壁虎游龙功。

今天的行程安排是游览黄龙寺。我们随刘哥步行去到黄龙寺,待我们到时,老师也骑自行车赶了过来。

寺庙外面的空地被充分利用,种上了各种蔬菜,菜叶上的露珠在阳光的照射下闪耀着五彩缤纷的亮光。

老师带刘哥参观了黄龙寺后,我们在寺里的会客厅坐定。

刘哥讲起了他与足部反射疗法的结缘过程,老师坐在旁边一边提问,一边快速地记录着刘哥的病案。

听完刘哥的故事,我最大的感想是,一切事情似乎冥冥中都已经注定好了,你取得的成就,与你积的德有着一定的联系。这又让我想起了倪匡的《卫斯理》系列。

待我来到农场,发现李科正拿着一根红菜薹的秆子生啃。

李科说:"这菜不错,还带甜味。"

我有些疑惑，蔬菜也可以生吃吗？小时候家长告诉小孩，蔬菜生吃后肚子里面会长虫子。

李科说："其实很多蔬菜是可以生吃的，蔬菜真正有营养的吃法不是爆炒，而是用水焯过后，拌着吃。"

看着农场的菜，李科问："这么多菜，浇水不容易吧？"

我点头，并问他是否有更好的办法。

李科说："我在任之堂管理田地、蔬菜，凭我一个人的力量很难完成浇水的工作，拿上一把草扎好，用扎好的草蘸水浇菜效率很高。"

说完便用手里未吃完的菜秆在水桶里蘸上水后洒在菜上，继续说："另外蔬菜的周围可以铺上一层干草，这样既给了土地营养，又可让土地长时间保持湿润。用一颗慈爱的心在菜园里工作，你会发现，青菜成熟后会特别清甜。"

其实在我看来，拥有一颗慈爱心的人，他的日子过得也是甜的。

回来的路上我对老师说："今天有一个朋友在微信上因为一些事情中伤我了。"

老师说："纠结吗？委屈吗？"

我点头说："有一点。"

老师说："宽容别人是度量，谦卑自己是分量，合起来是一个人的质量。"

是呀，何必去在乎呢？

## 75.

# 阿魏、水银、轻粉、砒霜

人最痛苦的莫过于为已失去和未得到而纠结。

阿魏性温，除癥破结，

止痛杀虫，传尸可灭。

阿魏性温，味辛，辛散温通，有破血除瘀散结，消积杀虫的功效。

与雄黄、乳香、没药、血竭、肉桂配伍，可治疗腹中痞块，瘀血癥瘕，并可治疗肺结核。

水银性寒，治疥杀虫，

断绝胎孕，催生立通。

水银辛寒有毒，归心、肝、肾经，具有杀虫攻毒的功效，适用于疥疮、梅毒、恶疮等皮肤病，具有催生和堕胎的作用，因其毒性较大，不可长期或过量使用。

注意，孕妇忌服。

轻粉性燥，外科要药，

杨梅诸疮，杀虫可托。

砒霜大毒，风痰可吐，

截疟除哮，能消沉痼。

轻粉、砒霜两味均为拔毒化腐生肌药。

轻粉性寒，味辛，有毒，内服可祛痰消积，逐水通便，用于治疗痰涎积滞，水肿鼓胀，二便不利；外用研末可杀虫攻毒，敛疮，治疗疥疮，顽癣，梅毒，湿疹。

砒霜味辛，性大热，有大毒，内服可祛痰消积，逐水通便，用于治疗肺有寒邪的气喘，攻毒抑癌，治疗疟疾；外用可蚀疮祛腐，攻毒杀虫，治疗痔疮，牙疳，瘰疬，疔毒。

因其为剧毒药，需加工制炼，才可内服。

患者，女，20岁，自诉头痛，一紧张头皮发麻。

老师听后说："一紧张就痛，那就不要紧张啊。平时多出门运动，把自己的体魄练出来。最近我每天和神手在一起切磋技术，现在就用神手送的按摩棒给你治疗。"

老师让她把手伸出来，在食指、中指、无名指、小指的内外角用按摩棒点按起来，力度由轻到重。

只见女孩的面部表情丰富，想必一定很疼，双手共八个点按完后，女孩说她身上出了一身的汗，刚开始头皮更加发麻，到后来人反倒轻松了，现在感觉舒服多了。

老师说："平时头皮发麻可以自己按，就用我教你的方法，坚持一段时间后必定会治愈，贵在坚持，要对自己的手法有信心。"

女孩点头，询问这按摩棒哪里有卖。

老师说这是神手送的，她按摩时可以借助筷子之类的工具，实在不行可以用自己的手指，左手按右手，右手按左手。我们听后也不由自主地在自己的手关节处试效起来。

如果点按可以代替吃药来治疗疾病，那岂不是更好，简单方便，效果明显……

迎着早上的朝阳，我们继续练习壁虎游龙功……

今天我们要去龙尾电视台录制节目，录制节目需要有模特，而台长是最好的模特。

台长德高望重，因为一次工伤导致高位截瘫多年。当我们帮他脱袜子时，双下肢无任何知觉，并且肌肉已经开始萎缩。

当神手用诊疗棒给台长做治疗时，他不知道麻，不知道痛，也不知道木……

台长说："我也算是死过一次的人了，当知道自己腰以下失去知觉时，我就告诉自己事情已经发生了，无法改变，但我可以积极地面对未来，我从未放弃对自己的治疗，我相信总有一天能够站立起来……"

是呀，不为已失去的纠结，用一颗安定的心，勇敢地面对每一天。当神手边给他做治疗，边讲原理时，台长还能乐呵呵地跟我们谈笑风生。

神手的诊疗棒在台长的脚底板上留下了痕迹，台长能够感觉到双下肢的疼痛，并且还能轻微抽动。

掌声响起，不仅为神手的技术，更为台长的那颗积极乐观的心。

我们在台长家吃中饭，饭后我们来到观音庙，庙前有上

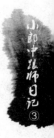

百年的菩提树，需要好几个人围起来才能抱住树干，地上散落着菩提叶。

我想起了在菩提树下成佛的释迦牟尼佛祖，还想起了一句话：菩提本无树，明镜亦非台，本来无一物，何处惹尘埃！更让我想起"佛祖拈花，迦叶微笑"的经典故事。

莲池里有很多红色鲤鱼，或逐食，或嬉戏，或不动声色地冒个泡。

莲池的左边有一处清泉，附近的村民正用水壶接着泉水。

迈上台阶，观音庙里大树成荫，菩萨静坐庙中，静谧庄严，祈求岁月静好。

何老师拿出坐垫，我们或坐，或休息，或参拜。老师和神手则在莲池边的菩提树下休息。

中午的阳光正好，我休息片刻，便赤脚踩在莲池边的水泥地上。这里的天气真好，即使是冬天，只要有阳光周围都是温暖祥和的。

上辈子，上上辈子，我是否曾来过这相似的地方？

下午一点半，我们收拾好物品，步行去到龙尾的祠堂，义讲足部反射疗法的应用。我们把手足反射疗法的图纸贴在黑板上，没胶布，就用创可贴。

神手给大家讲反射疗法的原理，同时让有颈椎病的患者上台治疗。台下有不少人举手，一位办公室白领颈椎痛到不能左右摇动。

神手便让她上台，用食指与中指在她拇指关节处来回拧动。白领额头上顿时冒汗，不一会便摇摇脖子说："好多了，很舒服。我申明，我不是他们找的托。"

看着她治疗后轻松的表情，疼痛确实缓解了。

随后，神手又为患者治疗各类疼痛，如腰痛、肩痛、膝关节痛、咽喉痛、头痛……每一种疼痛都可得到有效缓解。

混杂的人群中，老师仍然用手拿着笔纸，不停地记录着。

疼痛患者太多，课后神手把治疗疼痛的部位标注好，让我们练习，并教患者在家自己动手治疗。

我也尝试为一位腰痛患者治疗，治疗的部位神手已做好了标记，我刚开始时用手按，手按到无力便用他们给我的筷子，结果由于力停留在表面，竟然把这位患者的皮肤按破了。

我心生愧疚，幸好他不计较我的过失……如果实践的过程需要代价，我希望这种伤害能减到最小。

上完课黄姐安排车子送我们回农场，下午四点多我们到达农场，继续挖淮山药。神手和李科明天就要回任之堂了。

农场很热闹，有的赤脚在给蔬菜浇水，有的在开荒，有的在锄草。我们随老师挖完淮山药，又去挖葛根。

葛根地里，李科正蹲在挖完葛根的地边研究泥土。

"这片土地很好，微生物很充足。"说完便指着手中的泥巴继续说，"你看这土里有白色菌丝，还有蚯蚓排泄出来的粪便，很肥沃。"

老师领着大家在旁边挖出一个又一个大大的长长的葛根。

我在葛根地里待了不久，手臂、脖子便被蚊子咬出一个又一个包，痒得我只好逃离葛根地。

竹屋边，神手用一块白色泡沫垫子垫在淮山药地里，躺在上面补觉。是啊，今天的行程实在排得很满。

越有能力的人，越需要有担当，身体或许会累，但做有意义的事情，心就不会那么累。

夜幕降临，我们用手机留下了在农场的收获。

弟子：师父，如何正确处理攻法和补法来治疗疾病。

师父：攻不可以收缓功，补不可以求速效。

攻法多用于急重证，此时患者的治疗需要速战速决，不然可能会危及生命；补法多用于慢性病，循序渐进才能达到目的，因为欲速则不达。

1月19日
星期五
雨

76.

# 血竭、钟乳石、阳起石、桑椹

有一则谚语故事，大概意思是，绵羊每咩咩叫一次，它就会丢掉一口干草。

如果我们的心态是沉重的，总是不断地抱怨自己的苦恼，那么每抱怨一次就会失掉一次快乐的机会。

105

血竭味咸，跌仆损伤，

恶毒疮痛，破血有谁。

血竭性平，味甘咸，归心、肝经，是伤科和外科的要药。具有活血定痛、化瘀止血、生肌敛疮的功效。

内服可破血逐瘀止痛，治疗血滞心腹刺痛，经闭痛经，产后瘀滞腹痛；外用研末撒或入膏可止血，生肌敛疮。

女子月经期不宜服用此药，孕妇慎用。

石钟乳甘，气乃慓悍，

益气固精，治目昏暗。

石钟乳，又称钟乳石、鹅管石，性温，味甘，药力较猛烈，有补气固精的作用，并可明目，治疗肺气虚的咳嗽气喘，冷哮痰喘，以及肾虚阳痿遗精，两目昏暗。

痰热咳嗽及阴虚火旺者忌服。

阳起石甘，肾气乏绝，

阳痿不起，其效甚捷。

阳起石性温，味咸，入肾经，具有温肾壮阳，强阳起痿的功效，用于治疗肾阳不足引起的腰膝酸软冷痛，阳痿遗精，女子宫冷不孕诸症。

阳起石丸由阳起石、鹿茸组成，用于治疗肾阳不足，腰膝酸软，遗精阳痿等。

注意，本药不宜久服，且阴虚火旺者忌用。

桑椹子甘，解金石燥，

清除热渴，染须发皓。

桑椹为补阴药，性寒，味甘酸，入心、肝、肾经，具有滋阴补血，生津润燥的功效，并可解矿物金石药的燥性，治疗阴虚有热口渴，内热消渴，肠燥便秘，须发早白。

首乌延寿丹由首乌、桑椹、墨旱莲、女贞子、菟丝子、豨莶草、杜仲、牛膝、桑叶、金银花、生地黄、金樱子、黑芝麻组成，用于治疗阴血不足，头晕目眩，须发早白。

新鲜的桑椹是一种美味可口的果实，但中焦虚寒，便溏者不宜服用。

患儿，男，5岁，其母代诉，孩子受寒后咳嗽，有时咳着会呕吐，吃得也不多，精神状态也不好。

老师看了看孩子的舌苔，便问："家里种萝卜了吗？生姜有没有？"

孩子母亲说："有，家里种的白萝卜大丰收，厨房里的生姜也备着炒菜用。"

老师说："把萝卜和生姜切丝或切片，按4∶1的量蒸熟，然后用一勺红糖调味，待糖融入萝卜和生姜丝里，喂给孩子服用，可以只吃熬出来的汁。"

母亲说："就这样吗？"

老师说："这样就够了，方便简单效果好。"

萝卜顺气化痰，消食健胃；生姜为呕家圣药，能够解表散寒；红糖色红入心温胃，可快速补充体力。

天公不作美，今天天气冷还下着雨，在刘屋桥练习壁虎游龙功时心里不免有一丝抱怨。

老师说："下雨天练习壁虎游龙功，让你们心生苦恼了。"

我如实点头，不光下雨，这冷风吹来，衣服也湿了，凉飕飕的……

老师问："见过羊吗？"

我不解地问："就是那种长胡子的黑羊吗？我家还养过两只呢。"

老师说："羊咩咩叫的时候，它就失去了一次吃草的机会，一个人苦恼的时候就失去了一次快乐的机会。"

听着老师学羊叫，我们乐开了。

是呀，苦恼一分钟，就失去一分钟快乐，苦恼一小时，那么就会失去快乐一小时。

练完壁虎游龙功，肚子已唱空城计了。于是跑到面馆点了一碗面条，加上辣椒，吃完肚子暖暖的。

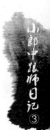

结账的时候发现店家有刚炒好不久的油渣，便问老板卖不卖。结果店家说不卖，只送朋友。

我有些失望，我不喜欢吃肉，但是喜欢油渣，用辣椒爆炒后特别香。看来我在吃的方面定力还是不够，不吃荤只是没遇到自己喜欢的美食罢了。

老板娘最终还是给了我一小袋，她说她认识我，也认识老师。老师暑假带孩子在刘屋桥练功，她去看过，所以认识。

我听后不敢要了，老板娘拉住我，塞在我手中，说这是诚心诚意给我的，然后转身离开了。

上午刘哥与李科要回任之堂，祝他们一路顺风。农场恢复了以往的平静，天公作美，雨停了。

老师准备在农场建厕所，一是方便大家内急，二是收集的肥料可以给蔬菜施肥，所谓肥水不流外人田。

红菜薹不断地抽出心来，我摘了一把回去，但拔菜时发现菜叶有些蔫，根部已经腐坏。这是什么原因呢？难道是生病了吗？如果可以跟它们沟通多好，问问它们生病的症状和原因，然后进行对症治疗。

包菜的叶子散得很开，有的开始包心了。

弟子：师父，您看我们的萝卜长得很好。

师父：冬吃萝卜夏吃姜，不劳医生开处方。

冬天多吃萝卜吧，所谓"食其时，百骸理"。

1月20日
星期六
阴

## 77.
# 蒲公英、石韦、萹蓄、鸡内金

老和尚问小和尚，如果前进一步是死，后退一步则亡，你该怎么办？

小和尚毫不犹豫地说，我往旁边去。

常说天无绝人之路，当我们在人生路上遭遇进退两难的境况时，换个角度思考，会发现路的旁边还是路。这就叫柳暗花明又一村。

蒲公英苦，溃坚消肿，

结核能除，食毒堪用。

蒲公英性寒，味苦甘，入肝、胃经，具有清热解毒，消肿散结的功效。用于治疗热毒壅盛，肠痈腹痛，以及肝郁气滞，胃热壅络所致的乳痈肿痛。

因其苦寒能清泻湿热，利胆退黄。热淋涩痛，湿热黄疸，实火内盛所致的目赤肿痛，可单用蒲公英煎汤内服。

鲜品捣烂外敷可治疗疔疮中毒，乳痈，效果较好。

石韦味苦，通利膀胱，

遗尿或淋，发背疮疡。

萹蓄味苦，疥瘩疽痔，

小儿蛔虫，女人阴蚀。

两者同属利尿通淋药，皆苦，微寒，入膀胱经，都可利尿通淋，用于治疗热淋涩痛，小便短赤无力。

不同之处在于石韦功可清肺止咳，凉血止血，用于治疗肺热咳喘，血热出血，尤适宜于血淋。

而萹蓄则可杀虫止痒，用于治疗虫积腹痛，皮肤湿疹，阴痒带下。妇人阴部糜烂，发痒作痛，阴蚀流臭水者亦有效。

鸡内金寒，溺遗精泄，

禁痢漏崩，更除烦热。

鸡内金性平，味甘，归脾、胃、小肠、膀胱经，具有健胃消食，涩精止遗，通淋化石的功效，善于治疗食积停滞引起的脘腹饱闷，嗳气，小儿疳积，遗精，遗尿等，并可止痢疾，止子宫出血，化泌尿系统结石。

生用研末冲服效果好，酒炒则有效成分受高热会遭破坏。

患者，女，老年人，自诉肩膀疼痛，有时疼得睡不安稳，衣服都需要有人帮忙脱。

老师拿出诊疗棒，问："哪边的肩膀疼得严重？"

患者说："右边。"

于是老师在她右手小指根部关节处按摩，又在右脚的肩关节处找最痛点点按，边按边让患者活动右手臂。

然后老师继续点按脚部肩胛骨斜方肌反射区。

患者刚开始疼到往回缩，但随手臂摆动幅度逐渐增大，疼痛也有所缓解了。

患者顿时喜笑颜开，旁边的患者都鼓起掌来。是啊，鼓掌是对医者最好的回报。

老师用笔圈出点面，让患者回家后每天继续为自己点按。

授人以鱼，不如授人以渔。

农场里，老师带我们砍竹子、削竹子，搭简易的厕所。

绑竹用的绳子是在工地上捡来的别人不要的断绳。厕所顶是老师捡来的别人废弃的旧席子，厕所的地面是由我们用斗车从河边捡来的鹅卵石铺制而成。

最有趣的时，厕所外围是在垃圾堆旁捡来的中国联通广告牌。

看着老师带我们创造出来的杰作，我们乐呵了好半天。

老师看着大家的杰作说，其实刚开始没有什么思路，只是想着要做，于是边想边做，边做边想，就算没做好，大不了重新开始。

是啊，很多时候，我们只有去做了才有方法与思路。就算无思路也要相信，在路的旁边还有路走出来。

今天是星期六，我们继续去龙尾义讲手足反射疗法。

在我们的手上有"五快穴"，又称"健康五快"。

一是"快吃穴"合谷。快吃穴并不是点按后可以让人快速地吃饭，而是可以不挑食，不厌食，胃口好，容易消化。

古人讲面口合谷收，就是面部牙齿方面的疾病可以找合谷穴，现代研究发现合谷穴还可以开胃，并且有美容的作用。

二是"快走穴"大叉。不是惊慌失措地走，而是强健有力地走。能吃能走，还有能睡。

三是"快睡穴"劳宫。劳宫是疲劳者的宫殿，位于手掌心握拳屈指时中指尖处，常常揉按可改善睡眠质量。

四是"快乐穴"内关。心胸内关摩，一个人快乐与否和此穴有很大的关系。

内关穴位于腕掌横纹上二寸（掌长肌腱与桡侧腕屈肌腱之间），心胸部的疾病多用该穴，晕车也可按揉内关穴。

五是"快拉穴"。在手掌根部，对应的是人体的胱肠，胱肠通畅，人体就不会有重大疾病。当大便不好时，可用手点按此穴。

点按穴位要注意把控力度，应温柔，均匀，渗透，有力，还需要持久。所谓功夫到，滞塞通。

不管是治疗疾病，还是学习技能，都需要坚持不懈地去实行。

弟子：师父，什么叫道？

师父：一阴一阳谓之道。世间的一切事物，都有相对立的一面。

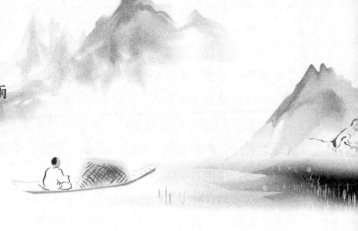

1月21日
星期日
阴有小雨

## 78.

## 鲤鱼、芡实、石莲子、藕节

佛曰，一花一世界，一叶一如来，春来花自青，秋至叶飘零，无穷般若心自在，语默动静体自然。

春暖花开，秋风落叶，都是很自然的事情，我们用不着为之喜怒感叹。

处于自在的状态时，就会生起智慧。在我们的一言一行坐卧中，体会自然而然的本来状态。

鲤鱼味甘，消水肿满，

下气安胎，其功不缓。

鲤鱼味甘，性平，有通利小便的功效，用于治疗水肿胀满，气喘，并可安胎。与当归、黄芪、党参、王不留行、通草配伍，可治疗妇女产后气血不足，乳汁不下。

113

芡实味甘，能益精气，

腰膝酸疼，皆主湿痹。

石莲子苦，疗噤口痢，

白浊遗精，清心良剂。

两者皆为固精缩尿止带药，为睡莲科水生草本植物的干燥成熟种子。其味甘涩，性平，归脾、肾经，都可益肾固精，补脾止泻，止带。

不同之处在于，莲子补脾补气，被称为脾果，又归心经，能养心安神，交通心肾，治疗心肾不交之虚烦失眠。

芡实作用偏于肾，能除湿，虽收涩，但不燥不腻，补敛湿邪，可用于脾虚湿盛的久泻不止，白带过多等。

石莲子质坚色黑带壳，是莲子经霜后沉在水里之品。

藕味甘寒，解酒清热，

消烦逐瘀，止吐衄血。

藕节性平，味甘涩，归肝、肺、胃经，有解酒毒，消烦热，凉血止血的功效，并可化瘀血，治疗烦热口渴，血热引起的吐血、鼻衄。

生用可止血化瘀，炒炭可收敛止血。

患者，男，自诉胃痛，呕吐酸水，有时眩晕，口苦。

老师问："喜欢喝冷水？"

患者点头称是："喝冷水胃会舒服点。"

于是让他去药店买左金丸，按说明书服用。

左金丸由黄连、吴茱萸组成，具有泻火疏肝、和胃止痛的功效。黄连苦寒泻火，吴茱萸疏肝解郁，降逆止呕，一清一温，清肝降逆，行气止痛，可治疗肝火犯胃，呕吐吞酸。

农场里，老师带我们重新开垦土地、砍竹、种淮山药。

神手刘哥的技术让老师有开知足堂的想法，洪涛的到来让这个计划得以实现。

在农场忙完，老师带我们去看房子，三层楼，不是富丽堂皇的那种，但有阳台、天台，有水，有电，取名兆英楼，我们都很中意，老师花钱租了下来。

老师说，知足堂由洪涛任堂主，医诊堂由我为人把脉开药。

我听后心里有些忐忑，自己几斤几两心里清楚，但心里仍感激老师对我的信任。

老师似乎看出了我对自己的不自信，于是给我们讲了一个故事。

当鹰的羽毛稍微长丰满一点，鹰妈妈就会把小鹰赶出巢中，从万米的高山之巅推下，让其向下自由坠落。小鹰只有在粉身碎骨之前，勇敢地挥动翅膀飞起来，才可幸免死亡。

你跟随我抄方学习也有十几个月的时间了，也该进临床实践了，边学习，边积累，边实践，才能成为自己的经验，要知道大树底下无巨草。

道理我懂，可仍胆怯……医者开出去的每一味药，都关乎患者的健康。不可视生命为儿戏，这是我对患者应尽的责任，更不可因为我而让老师的名声受损……

看完房子，我们和老师道别，一路上我默默地走着，不断地问自己：润雅，你是否真的准备好了？如果开出去的药方无效怎么办？中药的药性你又知道多少？千万不可丢老师的脸。

记得上早课的时候老师问我们，哪种动物可站在金字塔的顶端？

我们回答，雄鹰。

老师说除了展翅高飞的雄鹰，还有一种动物，那就是成天背着房子的蜗牛。力量虽然弱小，但是内心坚定，目标明确。

是啊，做不了雄鹰，那就做一只默默无闻的蜗牛，虽然弱小，但目标明确。既然选择了医道，就不要畏惧在这条路上所要面临的困难。

谁又不是在失败中总结经验的呢？世上无难事，只怕有心人。

1月22日
星期一
阴

## 79.
## 龙眼肉、莲须、石榴皮、陈仓米

毕淑敏说，树不可长得太快，一年当柴烧，三年五年当桌椅，十年百年的才可能成为栋梁。

是啊，要想成为某一行业的专家，必定要制心一处，经过时间的沉淀。我们都应该养深积厚，等待时间。

龙眼味甘，归脾益智，

健忘怔忡，聪明广记。

龙眼肉性平，味甘，归心、脾经，具有补益心脾，养血安神的功效，气血受补，精神充足，自然耳聪目明。

可治疗心脾血虚引起的心悸不安，失眠，记忆力减退。

还可止血，治疗大便下血，妇女崩漏等症。

龙眼肉为药食同源之品，但值得注意的是，湿盛中满，

117

或有停饮痰火者忌服。

莲须味甘，益肾乌须，

涩精固髓，悦颜补虚。

莲须是莲花盛开时周边黄色的须，用手摸新鲜的莲须，手指会粘上薄薄的粉末，味道清香。其性平，味甘涩，归心、肾经，具有收涩的功效，并可乌须黑发，常用于治疗肾虚精关不固的遗精滑精，吐血崩漏，还可让皮肤润泽。

名方金锁固精丸由沙苑子、莲须、龙骨、牡蛎、芡实、莲子粉组成，用于治疗肾虚不固，遗精滑精。

石榴皮酸，能禁精漏，

止痢涩肠，染须尤妙。

石榴皮为敛肺涩肠药，性温，味酸涩，归大肠经，具有涩肠止泻，止血，驱虫的功效，用于治疗梦遗滑精，精液自流，久泻，下血等滑脱证。还可以使须发由白变黑，治疗虫积腹痛。

炒炭可止血。

陈仓谷米，调和脾胃，

解渴除烦，能止泻痢。

陈仓米味甘，性平，具有补养脾胃，除烦止渴的功效，用于治疗病后脾胃虚弱，消化不良，烦渴或痢疾。

与白术、山药、莱菔子、麦芽、砂仁配伍，可治疗病后脾胃虚弱，食后胀满。

患者，男，20岁，自诉反复发作急性扁桃体炎，咽喉肿痛，吞口水都困难，口服消炎药后效果不佳。

老师站起来，看了下他的咽喉说："吃煎炸烧烤了吧，扁桃体又红又肿的。"

患者说："只吃了一丁点儿。医生，有没有既不用吃药，又可以立竿见影的方法？"

老师说："有啊，不要再吃煎炸烧烤，扁桃体就不会再犯病。"

说完从随身携带的包里掏出一根三棱针。我一看便明白了，这是要给患者手拇指放血。

我乐了，老师不慌不忙地用酒精给患者拇指、食指桡侧指甲角消毒。患者有些畏惧，待酒精风干，老师便抓着他的手，用三棱针扎向了少商、商阳二穴。

患者忍不住"啊"了一声，暗黑色的血液冒了出来，老师又挤出几滴血，用纸擦掉。

患者吞了吞口水说，喉咙舒服多了。说完咧开嘴笑了，我们也乐开了，围观的患者也鼓起掌来。

放血疗法，还真是见效快。

上午去兆英楼打扫卫生，里面没什么杂物，很容易清扫。我把四周墙壁的灰尘清扫干净，再洒水扫地。里面没有家具，相信在不久的将来，陆续会有家具进来。

农场里，我谈起在药房抓药时的趣事，把太子参当成麦冬，把金钱草当成金银花。

谈到中药的价格，我想起冬虫夏草，并感慨地说，虫草的价格被炒得好高，动辄就是一万，甚至几万一斤，吃不起呀！

老师一听虫草便来了兴趣，不是对价格有兴趣，而是对虫草的来源感兴趣。

冬虫夏草是虫和菌的复合体，据说在青藏高原的雪域地带有一种满身花斑的彩蝶。寒冬降临时，它的幼虫蛰伏在潮湿而温暖的土中过冬。

当一种叫虫草菌的菌丝进入幼虫体内，幼虫就会死亡，体腔内的五脏六腑都被菌丝消耗殆尽，只剩下一具包裹着菌丝的外壳。在来年春暖花开时，幼虫尸体的头部长出一圆棒状的东西，这就是所谓的草。

嗯，冬虫夏草原来也是有故事的草药。

或许每一味药都有自己的故事，正因为有这些故事，才赋予了草药灵性与药性……

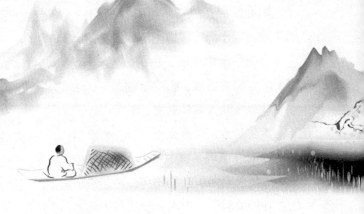

## 80.
## 莱菔子、饴糖、砂糖、麻油

生命的成长不光需要吃饭，还需要吃苦吃亏。

莱菔子辛，喘咳下气，

倒壁冲墙，胀满消去。

莱菔子性平，味辛甘，入肺、脾、胃经。

味辛行散，于消食导滞中长于行气消胀，降气化痰，可用于治疗肺有实邪的咳嗽气喘，痰多，以及肠胃食积不化，胸腹胀满，或腹痛泻痢。

三子养亲汤由紫苏子、白芥子、莱菔子组成，用于治疗痰涎壅盛，咳嗽气喘等。

饴糖味甘，和脾润肺，

止咳消痰，中满休食。

饴糖性温，味甘，具有益气和中，缓急止痛，润肺止咳的功效，善于治疗脾胃虚寒，肺虚咳嗽等。

小建中汤由桂枝、白芍、生姜、大枣、甘草、饴糖组成，用于治疗脾胃虚寒，腹中冷痛。

砂糖味甘，润肺利中，

多食损齿，湿热生虫。

砂糖性微温，味甘，可润肺，调和脾胃，行血化瘀，用于治疗瘀血阻滞引起的痛经，产后瘀阻腹痛。但多食会损伤牙齿，并能助湿热以生虫，故痰湿内盛者不宜服用。

麻油性冷，善解诸毒，

百病能治，功难悉述。

麻油味甘，性微寒，可用于丹毒，疥癣，湿疮肿毒，内服还可润肠通便，用途广泛，难以全述。

患者，女，30岁，乳腺癌患者，经过放化疗后，头发严重脱落，上肢皮肤鲜红。

患者边哽咽边诉说：公公婆婆待我不好，老公待我也不好，有时我也会和我婆婆斗嘴。

她的女儿只有三四岁，却非常懂事，一直安慰妈妈别哭，别哭。她老公表情复杂。

我听着她的控诉，心里很难受，为她难受，也为她家人们难受。俗话说，不是一家人，不进一家门，亲人之间为什么要用恶毒的语言来相互攻击，为什么不多一分宽容？

老师问她从哪里过来，什么时候走？

告知会待上一个星期后，老师说："生命的成长不光需要吃饭，还需要吃亏吃苦，五经富空气清新，环境也好，在这里全身心地放下。下午跟我们一起去农场，一起活动，散散步，

小郎中跟师日记③

多亲近绿色的田园。"

是的，放下才是健康的基石。

农场里，我们继续割草，铲土开荒。早上那位女患者带着小孩过来了，她老公也过来了，加入了我们的队伍。她带着小孩，走在草地上，满心欢喜……

冬天的风吹来，我嗅到了生机，嗅到了希望。

阿金问："老师，为什么不给她开药？"

老师说："放下就是药，开心就是药。"

我望着长势茂盛的包菜想，愿一切安好！

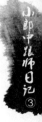

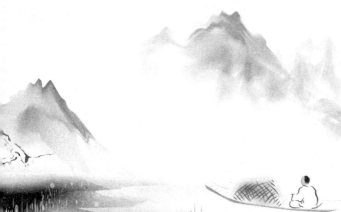

## 81.
## 白果、核桃、梨、竹茹

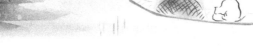

白果甘苦，喘嗽白浊，

点茶压酒，不可多嚼。

白果为银杏果，性平，味甘苦涩，有小毒，归肺、肾经，具有敛肺定喘的功效。

与麻黄、杏仁、黄芩、桑白皮、半夏、甘草配伍，用于治疗痰湿内盛，兼外束风寒，痰多气急，咳嗽哮喘。

白果还可止带缩尿，用于湿热带下，色黄质稠，小便白浊者。傅青主的易黄汤中就含有白果。

白果生用、过量食用会导致中毒，因此要注意用量。

胡桃肉甘，补肾黑发，

多食生痰，动气之物。

胡桃性温，味甘，有补肾乌须黑发的功效，可治疗肾虚腰痛脚弱和须发早白。去皮后可润肠通便，连皮使用可定喘止嗽，外敷可治疗皮炎湿疹。

与补骨脂、杜仲配伍，又称青娥丸，用于肾虚腰痛，足痿。

但要注意，过量食用可助湿生痰，并可使气行不畅而引起胀满。此外，阴虚火旺，痰热咳嗽及便溏者不宜使用。

梨味甘酸，解酒除渴，

止嗽消痰，善驱烦热。

梨是我们经常食用的水果，性寒，味酸甘。甘酸养阴，甘寒清热，有清热除烦解渴，润肺化痰止咳的功效，并可解酒毒，善于治疗热病津伤的烦热口渴，肺中有热的干咳无痰等症。

竹茹止呕，能除寒热，

胃热咳哕，不寐安歇。

竹茹性微寒，味甘，归肺、胃、心、胆经，为和胃止呕的良药，具有清热化痰，除烦止呕，凉血止血的功效，可治疗痰热咳嗽，痰黄黏稠，心烦不安，中风痰迷等症，还可治疗胃热呕吐。

与芦根、白茅根配伍，可治疗妊娠呕吐，血热吐血，衄血，尿血，崩漏。

常用名方温胆汤（半夏、茯苓、陈皮、竹茹、枳实、大枣、生姜、甘草）治疗痰热郁结心烦，不眠等诸多病症。

竹茹生用偏于清热化痰，姜汁炙用偏于和胃止呕。

患者，女，40岁，自诉头昏，少气无力，手脚冰冷，平素血压低于正常值，也没少吃升压药，可效果不明显，有时感

125

觉越吃越没劲，对生活失去了乐趣。

有时候，我觉得之所以会生病，是因为自己要找病受。生活美好，有吃有喝，有玩有乐，为什么要对生活失去兴趣呢？

老师把完脉后，又看了看她的舌质，也让我摸了摸她的脉。

我感觉脉很无力，就像她的人一样，舌色淡。我想脉无力，少气懒言，虚则补之，可不可以用补中益气汤。

老师见我摸完脉问，用什么药？

我如实回答。

老师点点头说，用补中益气丸吧，服用方便，用红糖生姜水送服，效果更好。

我把补中益气丸写在纸条上，交给患者。

千万不要小看这个方剂，适用于脾虚气陷证，具有升阳举陷的功效，掌握好了可以治疗很多疾病，如妇女子宫脱垂，月经过多，胎动不安，胃下垂，脱肛，重症肌无力……只要对症，都可使用。

是呀，中医治病证，不管病名。

由于今天是腊八节，会在黄龙寺举办重大的祈福仪式。吃完早餐，阿金和其他人把田地里的萝卜送到黄龙寺。

大约十点，我来到黄龙寺，里面的人真多，国泰民安，祈求更多的福报。

我到过黄龙寺好几次，但从未认真地参观过。今天随着人流我也转了一圈，发现老师和另外一位不认识的中年人在聊天，又是关于医学方面的内容。

老师一手拿笔，一手拿本子，迅速地记录着。我没敢上前打扰，悄悄地走开了。后来才知道那位中年人对针灸有很高的造诣。

寺内，有义工在给大众施腊八粥。当你在经济方面不能施舍人的时候，就可以施舍自己的双手。

吃饭时我们没有抢占座位，而是帮忙端菜装饭、洗碗收桌子。待人吃完饭后，我们才开始端碗吃饭。

我发现老师和那位中年人仍在聊着，不断地记录着。

饭没有了，只剩下未吃完的腊八粥，于是我们就吃腊八粥。

寺里掌厨过意不去，给我们煮了面条。待面条上桌，老师才起身端了一碗面，吃剩下的菜。

有康复良好的患者，把贡完佛的水果送给了老师，老师转手又送给我们。

下午来到农场，继续挖坑搭架种淮山药。

老师说："今天讲《药性歌括四百味》时讲了梨，说说你们对梨的了解吧。"

我接口道："梨其实挺好吃的，但我不喜欢吃雪梨，雪梨汁多但不甜，却有清香味，像黄花梨、皇冠梨汁多，并且很甜，我老家有一棵陈年老梨树，结出的梨子很大很硬，并且很涩，但做成梨干味道不错，还有我们当地嫁接的苹果梨，长得像苹果，但却是梨的味道……"

在吃货眼里，可以吃出很多口味的梨。阿金白了我一眼说，我们很早就学过孔融让梨的故事。

涛哥则吟出了《长恨歌》：梨园弟子白发新，椒房阿监青娥老。夕殿萤飞思悄然，孤灯挑尽未成眠……

听得我一愣一愣，真是人比人气死人，吃货眼里尽是吃，

127

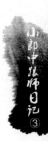

文人脑中全是诗,《长恨歌》从涛哥口中念出,多少让我有些意外。

老师听后也笑笑说,梨可治怪病。

相传,有一书生得了一种奇怪的病,四处求医也没把怪病治好,甚至有一名医说他热证已极,气血已耗尽,就算是华佗再世,也无法将他救活。

书生听后心如死灰,想要返回家中,打点后事。

途中遇见一道人,问及原因后,给书生把了脉,并叮嘱他每日一个梨,若季节已过,则改用梨干泡汤,食尽梨渣,坚持一年,疾病自去。

书生听后即按道人吩咐,每日一梨,冬去春来,一年后,书生的怪病真的如道人所说,完全治愈。

故事虽然是故事,但说明一个问题,就是只要对症,梨可救命,还有就是对待疾病要永不言弃。就算是名医给的审判,也一样永远不要放弃自己。

梨虽好,但脾虚便溏,寒嗽者忌服。

弟子:师父,我记得您以前说过天地人各有三宝,分别是哪三宝?

师父:天有三宝,日月星;地有三宝,水火风;人有三宝,精气神。

守护好精气神这人体三宝吧!

82.

榧子、竹叶、竹沥、莱菔根

慈是希望别人好，悲是不忍看别人不好，慈悲心是让自己平静欢喜。

榧实味甘，主疗五痔，

蛊毒三虫，不可多食。

榧实又称榧子，性平，味甘，无毒，入肺、胃、大肠经，为杀虫消食积的要药，既能杀虫又不损伤胃气，可促进虫体排出，对蛔虫、蛲虫、姜片虫引起的虫积腹痛效果较好，还可润燥通便，润肺止咳，可用于治疗肺燥咳嗽，肠燥便秘。

由于其能润肺，故不可多服用，恐致滑泄不禁。

竹叶味甘，退热安眠，

化痰定喘，止渴消烦。

竹叶性寒，味甘辛淡，入心、小肠、胃经，具有生津除烦，清热泻火，利尿等功效，用于治疗温病，心烦口渴，睡眠不安，肺热嗽喘。

因其甘淡渗湿，甘寒泻火，上能清心火而解热，下可通小肠而利尿。与木通、生地黄、甘草配伍，又称导赤散，用于心火上炎，口舌生疮，小便短赤涩痛。

竹沥味甘，阴虚痰火，

汗热烦渴，效如开锁。

竹沥性寒，味甘，归心、肝、肺经，具有清热豁痰，定惊开窍的功效。用于治疗痰热咳喘，中风口噤，昏迷不语，以及痰热蒙蔽清窍的惊痫癫狂。与姜汁同服，可增加祛痰功效。

因其性寒滑利，寒痰及便溏者忌服。

莱菔根甘，下气消谷，

痰癖咳嗽，兼解面毒。

莱菔根，俗称萝卜，性微寒，味甘，有降气化痰，消食积的功效，可治痰积在两胁的喘满咳嗽，谷食停滞引起的胸腹胀满等，还可消面食积滞。

患者，男，30岁，自诉心中有一股无名之火在燃烧。

我听患者这么一说，肯定是有什么事让他看不开，放不下。

患者继续说道："我在公司工作了5年，任劳任怨，凭什么升职的时候把经理的位置给了我带出来的员工。"

老师听后未给他把脉，只是在纸上写了两个字——忍、忘。然后说："人生在世，烦恼多如牛毛，追其根源，无外乎欲望，如果你对欲望不加以控制，那么烦恼就会接踵而来。

如果这种不良的情绪不加以疏导，不及时调整，就会产生各种疾病。

俗话说，忿是火，不遏则燎原；怒如虎，不禁则伤人。此时你应该冷静隐忍，让理智战胜怒火，然后用时间来证明，你可以做得更好。

学会忘，让心清静下来，同时让身体轻松，名与利其实都是浮云。"

患者听后，低下了头。

此时无声胜有声，让他好好地消化一下吧。人生除了死，真的没有什么大不了的事情。

慈悲心就是能够好好地与自己沟通，让心平静欢喜。

上午九点，我们每人骑一辆自行车随老师下乡义诊。用自行车代替步行，单车轻快的铃铛声，代表了我们的心情。

十几个人骑着单车，成了一道风景线。走街串巷，经过古旧的祠堂，路过曾义诊过的村民家。

时不时地有人和老师打招呼，老师说，有人给村民送米送油，而我们是为村民送健康。

老师随身携带的袋子里有按摩棒、膏药、逍遥丸、平胃散、行军散，愿意吃中药的村民，我们就开中药处方；腰腿痛的村民我们就免费送膏药；想要快速见效的村民，我们就用按摩棒点按穴位，以缓解不适。

有些村民为了表示感谢，要送东西给我们，都被老师一一拒绝了。

是啊，这些膏药、中成药都来自于广大的热心朋友，我们只是一个桥梁，把这些药品通过老师的技术输送到需要的村民手中。

我们经过一座旧祠堂，驻足休息一会儿。祠堂边上有一棵大树，虽是冬天，树叶却未凋零，仍是一片生机。

老师望着这棵参天大树，感慨道，只有努力地向上生长，才有更多的发展空间，才能散出更茂盛的枝叶，为人们遮风挡雨。

祠堂旁边有休息亭，还有一片池塘，微风拂过，水面泛起层层波纹。

老师吟出：古木阴中系短篷，杖藜扶我过桥东。沾衣欲湿杏花雨，吹面不寒杨柳风。

虽然不是在春天，没有细雨，但我们仍能感受到此情此景的美好，感受到生活的美好。

中午我们在小美家吃饭，小美、阿金亲自下厨为我们准备了丰盛的午餐，感谢他们的默默付出。

饭后我们稍作休息，重游暑假带孩子们走过的路，感慨时间的飞快，一眨眼便由炎热的夏天到了微寒的冬天。

有人说，眼睛一睁一闭一天就过去了，人生短短几十年，我们能为这个世界创造什么？带来什么？留下什么？

很奇怪，路边的橘树挂满了橘子，像一盏盏黄色的灯笼，在冬天灿烂地绽放着属于自己的青春。

回来后天色尚早，我们随老师来到农场继续挥洒着自己的年华……

弟子：师父，有治疗心中有火的食疗方吗？

师父说：青菜萝卜糙米饭，瓦壶井水菊花茶。

放下欲望，哪有那么多的心火？

83.

# 灯心草、艾叶、绿豆、川椒

老师说：择善人而交，择善书而读，择善言而听，择善行而从。选择品行好的人来交往，选择内容好的书来品读，选择善意的话来听取，选择善良的行为去学习。

我听后想了想，应该还要有一颗善良的心来爱这个世界。

灯草味甘，运利小便，

癃闭成淋，湿肿为最。

灯心草性微寒，味甘淡，入心、小肠、肺经。

甘淡渗湿，微寒清热，具有利小便，清心火的功效，善于治疗湿热引起的大便不通，小便短赤涩痛的淋证，口舌生疮，心烦失眠，对湿性浮肿也具有一定的疗效。

艾叶温平，温经散寒，

133

漏血安胎，心痛即安。

艾叶性温，味辛苦，入肝、肾、脾经，其气芳香温通，苦燥辛散，具有温经止血，散寒止痛，调经安胎，祛湿止痒的功效。

与阿胶、当归、地黄配伍，可治疗吐血，衄血，崩漏，月经过多。

名方艾附暖宫丸为妇科常用药，用于治疗下焦虚寒，少妇冷痛，宫冷不孕。

艾叶生用可散寒止痛，醋艾炭温经止血，艾绒制条可用于多种疾病的治疗。

绿豆气寒，能解百毒，

止渴除烦，诸热可服。

绿豆性寒，味甘，归心、胃经，可清热解毒，解草木金石药毒，以及疮疡热毒；还能消暑利水，用于治疗暑热烦渴，水肿小便不利。

绿豆为夏天消暑常用良品，但应注意脾胃虚寒，肠滑泄泻者忌用。

川椒辛热，祛邪逐寒，

明目杀虫，温而不猛。

川椒性热，味辛燥烈，具有温肾暖脾，逐寒燥湿，止痛，杀虫止痒的功效，用于治疗中焦虚寒，脘腹冷痛，以及虫积腹痛，湿疹，阴痒。

因其辛热有毒，故阴虚火旺者忌用。

患儿，男，6岁，其母代诉，孩子有多动症，除了睡觉之外，从未有一刻消停过，属于那种三天不打，上房揭瓦的熊孩子。做家长的管也管了，教也教了，就是无任何作用……

孩子妈妈边说，边用眼睛看着不远处在河边丢石头的孩子。

老师示意她把孩子带过来看看。

结果母子俩追逐了好久，母亲才揪住孩子来到我们跟前。孩子继续无视我们的存在，翻翻诊台上的书，摸摸石头，蹲在地上玩树叶……

老师趁机把了把脉，又看了看孩子的头发、眼睑，说："到药房买上一些乌梅和白糖给他煮水喝，一次放六七颗乌梅，煮好后放糖调匀，让孩子喝下去，酸酸甜甜的，孩子应该爱喝。"

孩子母亲点头，孩子们都喜欢喝饮料。

小儿肝常有余，脾常不足，肝的疏泄太过，可导致孩子多动爱动。这时可用酸来收敛肝木疏泄的功能。

而乌梅奇酸，其性收敛，入肝经，还可生津；白糖入气分，可补中益气，但又不滞腻。两者相配，可让孩子安静，没那么吵闹、爱动。

上午老师带大家爬尖山，我由于胃不舒服就请假没去，感觉错过了好多东西。

下午去农场，老师继续带我们挖坑种芋头。种芋头也有讲究，挖一个直径 20 厘米的坑，撒上厚厚的草木灰，把芋头放进去，再撒上一层土，然后等待它发芽……

老师一边铲土，一边说，要给我们讲个故事。

我一听故事二字，便竖耳倾听。

老师接着说："今天的这个故事是猜中药名。

读过历史的人都知道，曹操晚年患有严重的头风，许多医生都束手无策。僚臣华歆向他推荐华佗，并讲述了许多华佗

135

医技高超的案例。于是曹操命人将华佗请入府中。

然而曹操素来疑心就重，虽然华佗已请入府，但仍不肯轻易相信华佗。于是曹操口授徐庶写了一封信，想考考华佗对中草药是否精通。

胸中荷花，西湖秋英。

晴空夜明，初入其境。

长生不死，永远康宁。

老娘获利，警惕家人。

五除三十，假满期临。

胸有大略，军师难混。

接骨医生，老实忠诚。

无能缺技，药店关门。

华佗不愧为一代神医，看后提笔写下十六种中草药名，由徐庶带回给曹操，曹操看后大喜，忙命人请华佗替他治病。

请问曹操写的这封信是哪十六种中药呢？"

我们听后，面面相觑，勉强猜出生地黄、防己、当归、续断、厚朴。

最后老师公布了谜底，依次为穿心莲、杭菊、满天星、生地黄、万年青、千年健、益母草、防己、商陆、当归、远志、苦参、续断、厚朴、白术、没药。

我们有种恍然大悟的感觉，其实猜出来真的不是很难，可就是想不到，这说明我们对中草药的认识不够，还有书读得太少。

老师说选择品行好的人交往，选择好的书读，可以开拓自己的思维，丰富自己的阅历；选择真善美的话语来说，选择善良的行为而学习，可以圆满自己的人生，提高人生的境界。

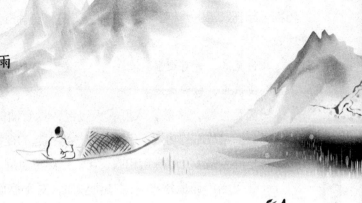

1月27日
星期六
阴有小雨

84.
## 胡椒、石蜜、马齿苋、葱白

胡椒味辛，心腹冷痛，

下气温中，跌仆堪用。

胡椒性热，味辛，入胃、大肠经，有温中散寒，下气消痰，开胃进食的功效，用于治疗胸腹冷痛，胃寒呕吐，食欲不振，癫痫痰多等，还可用作调味品。

石蜜甘平，入药炼熟，

益气补中，润燥解毒。

石蜜为野蜂蜜，性味功用与蜂蜜相同。

味甘性平，入药必须炼熟，有益气补脾胃，润燥解毒的功效，适用于脾胃虚弱的脘腹挛急疼痛，以及津液不足的肠燥便秘。

止咳药经蜜炙后，可增强润肺止咳之力，并可缓和毒性药物，起到解毒的作用；外涂疮肿、烫伤，有解毒保护疮面的功效。

马齿苋寒，青盲白翳，

利便杀虫，癥痛咸治。

马齿苋性寒，味酸，入肝、大肠经，具有清热解毒，凉血止痢，杀虫散血的功效，用于治疗热毒引起的视物不清，翳膜肿痛。鲜品捣汁，煎沸蜜和服，可治疗热毒血痢。

外敷可治疗痈疽疮毒，因其可散血，对于瘀血不行的癥瘕和痈肿亦有疗效。

鲜品捣汁服用，可凉血止血，用于崩漏下血。但脾胃虚寒，肠滑作泄者忌服。

葱白辛温，发表出汗，

伤寒头痛，肿痛皆散。

葱白为发散风寒药，性温，味辛，归肺、胃经，辛散温通，性善走窜，有达表入里，发汗解表的功效。

与淡豆豉配伍，称为葱豉汤，可治疗外感风寒轻证。

还可散寒通阳，鲜品外敷可散结通络下乳，治疗乳汁郁滞不下，以及痈疮肿毒。

此外，葱白可解鱼肉毒，为解毒调味之佳品。

患者，男，30岁，自诉头痛，心中焦虑，紧张生气后头痛加重，然后心情更烦躁，如此恶性循环。

知道自己生气头会痛，为什么还要生气？

知道紧张心情会烦躁，为什么还要紧张？

知道前面是悬崖，为什么要往悬崖里跳？

知道看花解郁，听曲消愁，为什么不放下，享受当下的美好时光？

　　人其实知道什么该做，什么不该做，却往往做了不该做的事，犯了不该犯的错误。生病了就找医生，医生也没有办法，或许华佗再世也没有更好的办法。

　　除了自己去改变，谁能帮得了谁呢？

　　老师把完脉后，还是给他开了四逆散（柴胡8克，白芍10克，枳壳10克，炙甘草5克），葛根25克，丹参20克，川芎5克，白芷5克，藁本5克。3剂。

　　古话讲，通则不痛，痛则不通。人一紧张生气，经脉便会收缩变窄，就像高速路上行驶的汽车，一旦发生事故，便会造成交通拥堵。这时交警出动，处理事故，疏通拥堵，道路便会恢复畅通。

　　此时患者仍要调整好自己的状态，做一些自己喜欢做的事情，使自己放松，再配合老师开的药，治疗效果会增倍。否则光吃药，达不到理想的效果。

　　义诊后我们去石印村祠堂搞卫生，好久没来义诊，桌椅布满了灰尘。残破的蜘蛛丝显示着一线生机，倒是一些杂草，临冬仍不凋谢，努力顽强地在青苔丛中成长。

　　拔着这些杂草，想想有时我们人类的本性还不如这些杂草，欲望多，烦恼多，疾病便蜂拥而至。哪像这些草，只要有一米阳光，它们便会努力向上生长。

　　下午去到农场，仍是种芋头，心里又有一丝不快，最近一直挖坑种芋头，能吃多少的芋头呢？难不成真要到集市上卖芋头吗？

　　当我不开心地去干活时，会感觉浑身不舒服，有力也使不出来。罢了，罢了，既然横竖都要挖坑种芋头，那就坦然接

139

受，该挖坑就挖坑，该下芋头种就下芋头种。

老师说既然今天讲了葱白，那么现在就给我们讲讲导尿术的由来吧。

我听后想导尿术与葱白有什么关系？

老师似乎看出了我的疑惑，说导尿术与葱白没关系，但与小葱有很大的关系。

话说名医孙思邈有次外出行医时，被两个年轻人拦住，并跪在他面前说道：家父卧病在床，两天排不出小便，痛苦不堪，家人急得团团转。

孙思邈随兄弟二人来到家中，见到院内小葱长得挺拔青嫩。于是随手揪下一根葱叶，经患者尿道插入，结果患者排尿成功。

后来经过草药的治疗，老人也恢复了健康。

我听后乐了，一根葱叶也能将尿排出来，这也太不可思议了吧。但不管怎么说，孙思邈就地取材，成功导尿，被杏林传为佳话。

结论是，名医就是名医，用一根葱叶就能把尿导出来。

另一个就是平时多学学中草药知识，说不准哪一天一片树叶、一根稻草，就可挽回一条人命。

今天晚上我们去龙尾义讲手足反射疗法。

摸脉知病，我们的寸关尺对应着五脏六腑，所谓一叶知秋，通过摸脉，我们可以知道人体哪里出了问题。而手足反射疗法就是通过手足的反射点，来治疗人体的相关疾病。

拇指是最灵活的手指，可以 360°旋转，而脖子是我们人体最灵活的部位，也可以无障碍 360°旋转。

所以，当我们脖子有问题时，可转动拇指或踇趾来治疗，经过临床反复实践，确实有效。

但是万事不可一概而论，治病也一样，十指连心，心主血脉。当急性脑中风时可以通过十宣穴放血，就像洪水来临，需要放水泄洪。

通过十宣穴把怒张血管里的血排出体外，把损害减到最低，避免严重的偏瘫后遗症……

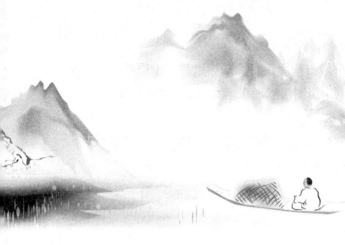

# 85.

## 胡荽、韭菜、大蒜、食盐

吃苦就是消苦，享福就是消福。一个人的福报就好比银行里的存折，如果只取不存，就会有透支的时候，如果不存福报，只知道享乐，当福报享尽，所有的不顺都会显现。

所以我们要从生活中的一点一滴中积累自己的福报。

胡荽味辛，上止头痛，

内消谷食，痘疹发生。

胡荽性温，味辛，归肺、胃经，具有发表透疹，开胃消食的功效，适用于风寒头痛，痘疹透发不快，还可用于饮食不消，纳食不佳等。

注意，热毒壅盛疹出不畅者忌服。

韭菜辛温，祛除胃寒，

汁清血瘀，子医梦泄。

韭菜性温，味辛，具有散寒邪，通胃气的功效。

单用生韭菜研服，可治疗脘腹冷痛。韭汁可活血散瘀，与童便配伍，可治疗紫癜；韭菜籽可温肾助阳，治疗梦遗滑精。

大蒜辛温，化肉消谷，

解毒散痈，多用伤目。

大蒜为攻毒杀虫止痒药，性温，味辛，归胃、脾、肺经，具有消肉食积滞，解毒杀虫止痢的功效，同时还可健脾温胃，增进食欲，用于脘腹冷痛或饮食不消。

捣烂外敷，可散痈肿，治疗疥癣疮毒，但外敷时间不可过久，以免引起皮肤发红灼热，甚至起泡，过量服用会伤到眼睛。

食盐味咸，能吐中痰，

心腹卒痛，过多损颜。

食盐性寒，味咸，具有催吐的功效，用于治疗宿食停留，心腹满痛或胸腹突然疼痛。

食盐是每个家庭厨房的必需品，但水肿患者应少服或忌服。过量服用会耗伤血液，并可损人皮肤颜色。

患者，男，40岁，浑身上下有不同程度的脱皮。说完捋起裤腿，只见里裤上面沾满了细碎的白色皮屑。只见他用手指一摸，指腹上沾满了皮屑。

冬天皮肤因为干燥而脱皮很常见，但过度脱皮的话就会让人感觉凌乱。

老师把完脉后说："有一个很简单的食疗方法，你只要坚持一个冬天，必有转机，就是每天早上晚上都要喝粥油，吃粥米。"

患者瞪大眼睛，觉得有些不可思议，平常普通的粥油也可以治疗他的皮肤脱屑症？

殊不知，古人讲粥油有滋阴的功效，略胜过熟地黄。因熟地黄吃下去后有腻膈之嫌，而粥油色白入肺，味甘香入脾胃，可让脾胃无障碍吸收，质黏入肾，滋养肾精，肺脾胃肾全部照顾到了。

而皮肤脱屑与肺主皮毛，脾主肌肉，有着莫大的关系。

有些孩子拉肚子，口泛清水，有时睡后醒来，枕巾上湿了一大片。这时可将大米炒香后，熬粥给孩子喝，效果很好。

早早地吃完中饭，我们坐车随老师去揭西国学馆普及中医知识及手足反射疗法。车辆平稳地行驶在马路上，我的思绪回到上午妈妈打给我的电话中。

外公第三次生病住院了，全身浮肿，医生说心功能不全。双下肢已经浮肿成紫色，失去知觉。妈妈叹了口气说，怕是过不了这个年了。我听后心里发酸，抑制不住快要掉下来的眼泪。

很小的时候我就生活在外婆家，外公外婆把我抚养大，当我结婚生小孩后，越来越发现亲情的可贵。外公外婆相互搀扶着，提着水果过来医院看望我……

我要回家过年的念头涌现脑中，本来打算在五经富和大家一起过年，现在看来，我该回去看看我的外公、外婆、父母、女儿……

车子停在一扇铁门前，下车映入眼帘的是一副红底白字的横条：学所以治己，教所以治人。不学则不智，不教则不仁。

校园里很安静，老师和孩子们在午睡，园内还种有蔬菜，树下的茶桌边有一中年男子和老师打招呼。互相介绍后，我才知道他是这所国学馆的馆长，跟老师很熟。馆长为我们斟茶，还让我们品尝桌上的甜点，说是他女儿亲自烘焙出来的。提起女儿，可以听出他话语中满满的自豪。

我们稍作休息，然后在子祥老师的引领下，参观了这里的环境，感受到了这里浓浓的文化气息。

我发现学校里还挂着老师说过的金玉良言：天之大宝，只此一丸红日。人之大宝，只此一息真阳。饥时吃饭饭是宝，饱时吃饭饭是毒。

上课铃响后，孩子们有秩序地进到课堂，随后馆内的老师也陆续入座，老师接着讲手足反射疗法。

手足反射疗法说简单也挺简单，说难也难，借用古人的话：知其要者，一言而终，不知其要者，流散无穷。

首先是鼻炎与鼻通点（风池、迎香），就是说如果鼻炎发作，可以按压鼻子反射区域，此区域位于双足跗趾远节内侧凹陷处，不仅可以治疗鼻炎，还可治疗鼻塞、鼻窦炎及鼻咽癌等。

当然，还可按压风池穴，以及在鼻翼外缘中点、鼻唇沟中的迎香穴。

俗话说，牙痛不是病，痛起来真要命。牙痛的原因有虫牙、牙火、牙龈炎、牙龈癌等，我们可以在足部找上下颌反射区，用按压棒由内向外横推，可很好地缓解牙痛。

现代社会吃伤吃坏胃的事情经常发生，当发生胃痛、胃胀及慢性胃炎、胃溃疡时该怎么办呢？

找双足，在足底胃部反射区域用拇指或按压棒向下刮压。

痛经、痔疮、颈椎腰腿痛都可以在手足相应反射区域按压治疗……

所谓滴水可以穿石，只要每天坚持，身体疼痛也好，不适也罢，都可得到很好的缓解与治疗。

下课后，馆内老师和孩子们都围过来，想要体验手足反射疗法的神奇功效。我们用拇指或按压棒，在相应的反射区域点按，并告知他们相应区域的功效。

老师在办公室休息的时候，副校长感慨地说，他讲课三十多年，难得听到有老师可以把枯燥无味的知识讲得如此通俗易懂透彻，把人体产生疾病的原因及治疗方法与日常生活中的事物、大自然的草木联系起来。

老师听后笑笑说，中医源于生活，源于道法自然。

天渐渐地黑了，飘着毛毛细雨，教室里仍在热闹地做着手足反射。

办公室里，老师正在开导患有癌症的阿姨。

厨房阿姨告知要开餐了……

弟子：师父，对于"积善之家，必有余庆"，您怎么看？

师父：多做好事，多积善德，就会逢凶化吉。

1月29日
星期一
雨

## 86.
## 茶、酒、醋、淡豆豉

　　天气变冷了，家里下起了雪，连绵不断的雨让人真切地感受到了冬的寒冷。但再冷，每日清晨的早课我们都不曾间断，仍在坚持。

　　您若风雨无阻来授课，我们便风雨无阻围在您身边听课。

　　茶茗性苦，热渴能济，

　　上清头目，下气消食。

　　酒通血脉，消愁遣兴，

　　少饮壮神，过多损命。

　　醋消肿毒，积瘕可去，

　　产后金疮，血晕皆治。

　　无人不知，无人不晓的茶、酒、醋，也可用来治病。

记得有位名医说，小时候只要他生病了，妈妈便会在厨房里捣鼓一阵子，然后端上一碗酸甜辣的汤水，喝下后病就好了。

我听后心里羡慕了好一阵子，因为我的童年从未有过这样的场景。不过若千年后，或许我女儿也可以说出这样的话：我从未去医院输过液，我生病都是我妈在厨房里弄出酸甜的黑乎乎的汤水给我喝，病就好了。

确实是这样，一位懂中医知识的母亲，厨房就是药房，就像今天讲的茶、酒、醋。

茶叶性微寒，味苦，具有清热降火，消食利尿，兴奋的功效。暑热烦渴，炒菜时下的调料太多，导致口干渴，都可用茶泡水饮服。

在我家乡，晚饭后都喜欢喝一杯绿茶，促消化，防食积。像我本人，只要白天喝上一杯浓茶，晚上就要烙煎饼到深夜。

川芎茶调散由清茶、川芎、荆芥、防风、薄荷、辛夷花、白芷、羌活、甘草组成，用于风寒侵袭，头痛目昏。

酒是好东西，因此有嗜酒如命这个成语，酒后乱性又说明酒是罪恶之源。诗人文人在酒的催化下，写出很多流传千古的诗句文章。

我则饮一点酒就浑身通红，怕是今生与酒无缘。

酒味苦甘辛，性热，可通利血脉，用于关节酸痛，行动不利，还可引药上行，以助药力。如炙甘草汤、瓜蒌薤白白酒汤等名方中，酒的功劳都很大。

有些人不喜欢喝药，却好药酒，而很多中药用酒炒后药力更强。酒少饮可振奋精神，壮胆，多饮或久饮则会伤害身体。

再说一下醋，提起醋我们口中会禁不住泛酸水，古人将其称为苦酒。其性温，味酸苦，具有散瘀血，消肿毒的功效，可治疗胸肺疼痛，产后或外伤出血过多引起的昏晕，还可治疗胆道蛔虫引起的突然疼痛。

曾几何时有人传言醋能减肥，于是我大喝一口纯白醋，表情顿时凝滞，口感至今记忆犹新，得出结论是宁愿胖到浑身肉颤，也不再喝一口陈醋。

淡豆豉寒，能除懊恼，

伤寒头痛，兼理瘴气。

淡豆豉性凉，味苦辛，归肺、胃经，有解表除烦、宣发郁热的功效。

与金银花、连翘配伍，常用于治疗风热感冒或温病初起。

与葱白配伍，可治疗风寒感冒初起。

与栀子配伍，称为栀豉汤，用于烦躁胸闷，虚烦不得眠等。

患者，女，30岁，自诉感冒后咳嗽，咽喉肿痛，痰黏质稠，人也会焦虑，失眠。

老师把完脉后说："你这是肺热壅盛导致的一系列症状，去药店买急支糖浆，可清热化痰，宣肺止咳。记住，服药期间不要进食生冷、辛辣、油腻之品，也不要饮酒，滋补性的中药也不要服用。"

急支糖浆由鱼腥草、金荞麦、四季青、麻黄、紫菀、前胡、枳壳、甘草组成。

鱼腥草、金荞麦为清肺热的要药，同归肺经，可清热解毒。

四季青性凉，味苦涩，可清热凉血。

麻黄可宣肺止咳平喘。

紫菀化痰止嗽，润肺下气；前胡止咳。一个降气化痰，一个行气宽中。

甘草不仅可调和诸药，还可止咳祛痰。

老师说这就是金生水的原理。

上午打电话回家，妈妈说外公今天的精神比昨天好多了，许是由于常金回去看望他，帮他做了手法治疗。妈妈顿了顿又说，老人家像小孩，有人陪着就高兴，只是辛苦了常金，每天帮他按摩两次。

都是一家人，妈妈还这么客气，只要对外公的身体康复有帮助，我们做晚辈的再怎么辛苦也是应该的。

我的心终于放了下来。

天空依旧下着毛毛细雨，下午我来到农场，老师、涛哥正在挖淮山药。老师说要再挖一些淮山药，给田主送过去，于是我过去帮忙用锄头刨土。

冬天的农场显得有些萧条，淮山药藤全部干枯了，小草、树木也失去了昔日的欣欣向荣。倒是红菜薹努力地抽出菜心，一根再一根；翠绿的莴笋迎风拔着节……

一花一世界，一叶一菩提。无穷般若心自在，语默动静体自然。当下是最好的状态，不管是萧条，还是繁荣，起波澜的还是自己的内心。

粗壮的淮山药被我们从地里刨出来，淮山药头是尖的，代表着所向披靡，就算是土壤又如何，照样向下生长，高兴的时候还可以在泥土里绕个弯，这也是淮山药的可爱之处。

弟子：师父，做任何事都要用勤奋战胜懒惰，对吧？

师父：百行勤为先，万恶懒为首。

做任何事情都要认真、勤奋，懒惰是万般恶劣中排在第一的坏行为。

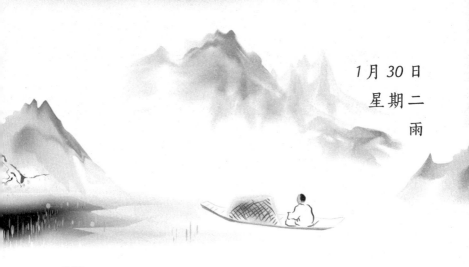

# 87.
## 莲子、大枣、生姜、桑叶

莲子味甘，健脾理胃，

止泻涩精，清心养气。

莲子性平，味甘涩，归脾、肾、心经，具有补脾止泻，止带，益肾涩精，养心安神的功效。

与党参、茯苓、白术配伍，可治疗脾虚久泻。

与芡实、龙骨配伍，可治疗遗精滑精，小便白浊。

与党参、麦冬、茯苓合用，可治疗心火上炎，肾阴不足，烦躁失眠等。

大枣味甘，调和百药，

益气养脾，中满休嚼。

人见人爱的大枣是我们常用的食物，性温，味甘，归脾、胃、心经，能调和百药，还可补中益气，养血安神，可治疗脾虚食少乏力，便溏，妇人脏躁，失眠。

当与药性峻烈，或有毒的药物同用时，可以缓和其毒烈药性。

但因其为补药，容易助湿生痰，故痰湿引起胸中胀满者，不宜服用。

生姜性温，通畅神明，

痰嗽呕吐，开胃极灵。

生姜无人不知，无人不晓，尝起来多汁带辣，可以做成小零食。其性微温，味辛，入肺、脾、胃经，被称为呕家圣药，具有解表散寒，温中止呕，化痰止咳的功效。

风寒感冒初起时，可口含姜片，或用生姜煮水冲红糖，效果很好。

小半夏汤由半夏、生姜组成，可治疗胃寒呕吐。

与杏仁、紫苏、陈皮合用，可治疗肺有寒邪，痰多咳嗽。

生姜还有一个不可忽略的功效，那就是可以解鱼蟹等食物中毒，并可解半夏、生南星等药物之毒。

生姜用途广泛，可助火伤阴，故热盛或阴虚内热者不可服用。

153

桑叶性寒，善散风热，

明目清肝，又兼凉血。

桑叶性寒，味甘苦，归肺、肝经，质轻升散，善于疏散风热，性寒又能清肝明目，治疗目赤昏花，以及肝阳上亢所导致的头昏目眩，头痛。

还兼有润肺，凉血止血的功效，用于治疗血热妄行之咯血，衄血，吐血。

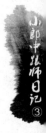

蜜炙过的桑叶可增强润肺止咳的作用。

患者，男，30岁，自诉左脚踇趾甲沟炎。

我探头看了看他的脚趾，只见左脚踇趾指甲两边红红的，有些肿，指甲长进肉里，看着就很疼。

以前在医院碰到过这样的患者，医生给出的治疗方案就是拔指甲，然后用抗生素消炎，一旦拔了指甲，后续是什么情况就不得而知了。

老师看了看问："你认识芦荟吗？"

患者笑笑说："认识。"

老师说："摘一片芦荟叶子，用火烧之后，把芦荟汁涂在患处，要敷厚一点，每天三五次，好了就不用涂了。"

芦荟性寒，味苦，归肝、胃、大肠经，可清肝泻火，杀虫疗疳，泻下通便，外用可治疗水火烫伤，

芦荟大苦大寒，正好可消甲沟炎的炎热，用鲜芦荟叶捣汁治疗烧烫伤，道理也在于此。

现代研究表明，芦荟与水1∶2浸洗，对腹股沟表皮癣菌、红色表皮癣菌等皮肤真菌，有不同程度的抑制作用。

患者还是半信半疑，老师说，试试吧，黑猫白猫能抓老鼠的就是好猫。

农场下着雨，我们在竹亭下避雨，吵着让老师讲故事。

老师哈哈一笑问："知道钱乙吗？"

我们说知道，不就是那个儿科圣手，治疗小儿疾病效果杠杠的，据说六味地黄丸就是钱乙为小儿创立的汤方。

老师说今天不讲六味地黄丸，而是讲伏龙肝的故事，伏龙肝又称灶心土。

话说宋神宗的皇太子突然生病，宫廷御医们大显身手，

疾病反而越来越重，最后开始抽搐。皇上十分着急，于是在城墙上张贴告示，谁能治好皇太子，重重有赏。

钱乙揭榜后被召进宫内，可由于他其貌不扬，皇上有些小看他。倒是钱乙从容不迫地为太子诊视一番后，在纸上写下了黄土汤的药方。

心存疑虑的宋神宗一看处方，竟有一味药是黄土。于是勃然大怒，大声呵斥道，难道黄土也能入药吗？

钱乙倒是胸有成竹地回答说，这黄土为灶心土，又称伏龙肝，为久经柴火熏烧的灶底中心的土块。太子的病在肾，肾属北方之水，按中医学五行原理土能克水，故此证当用灶心土。

宋神宗听后，觉得在理，于是按方用药，结果太子服药后抽筋便止住了，2剂用完病竟痊愈。

钱乙因此加官晋爵。

我们听后不禁感慨，真应了张仲景说的那句话，上以疗君亲之疾，下以救贫贱之厄，中以保身长全，以养其生。

钱乙可用灶心土治疗太子的病，说明人生病，必有治疗疾病的药物。

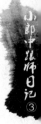

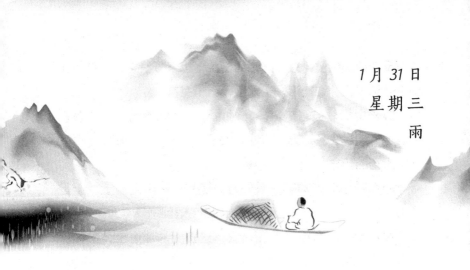

## 88.
## 浮萍、桎柳、胆矾、番泻叶

有才而性缓定属大才，有智而气和斯为大智。临事须替别人想，论人先将自己想。不近人情举足尽是危机，不体物情一生俱成梦境。善用威者不至怒，善用恩者不妄施。事当快意处须转，言到快意时须止。

弘一法师很多的金玉良言对我们都有益，但我觉得，很多时候只有当我们经历事情之后，才能更加深刻地理解这些话的意思。

古人总提倡吾日三省吾身，因为只有这样才能不断提高自己的修为。

浮萍辛寒，发汗利尿，

透疹散邪，退肿有效。

浮萍性寒，味辛，归肺、膀胱经，辛寒发散泻热，质轻上浮，具有宣散风热，透疹止痒，利尿消肿的功效。

古人讲，浮萍发汗胜于麻黄，利水捷于通草。可治疗外感发热无汗，麻疹不透，风疹瘙痒，以及有表热证的水肿小便不利。

柽柳甘咸，透疹解毒，

熏洗最宜，亦可内服。

柽柳，又称西河柳，性平，味甘辛，归肺、胃、心经，可发表透疹，祛风除湿，用于治疗麻疹初起不易透发，或透疹时感受风寒，以致疹毒内陷，透发不出。

外用煎汤熏洗，可治疗皮肤风疹，周身瘙痒，还可治疗风湿痹痛。但值得注意的是，麻疹已透则不宜使用。

胆矾酸寒，涌吐风痰，

癫痫喉痹，烂眼牙疳。

胆矾为涌吐药，性寒，味酸涩辛，有毒，归肝、胆经，内服可涌吐风热痰涎，用于治疗风痰癫痫，咽喉肿痛，痰涎壅塞，误食毒物。

外用可燥湿收敛，煎水熏洗可治疗风眼赤烂。

与儿茶、胡黄连研末外敷，可治疗牙疳肿痛。

番泻叶寒，食积可攻，

肿胀皆逐，便秘能通。

番泻叶性寒，味甘苦，归大肠经，有泻热行滞通便的功效，用于治疗肠胃蕴热，积食停滞，便秘不通，还可治疗水肿腹胀，二便不通之实证。

因其大寒，体虚及妇女月经期、妊娠期及哺乳期忌服。

患者，男，20岁，自诉头晕。

小郎中跟师日记③

原来患者觉得自己年轻，应该要为祖国做出点贡献，于是就去献血。献血后他觉得体内少了 300 毫升的血液，应该要通过食疗补回来，大鱼大肉地吃进肚子，结果把脾胃吃伤了。

脾胃吃伤后，无法生化血液，于是头就不舒服，殊不知献血后要照顾好脾胃，至少一个星期不可暴饮暴食。

脾胃乃生血之源，血液起源于下焦，充于中焦，开宣于上焦。于是老师让他去药房买参苓白术丸服用，以健脾益气，恢复脾胃功能。

参苓白术丸由人参、茯苓、炒白术、山药、炒白扁豆、莲子、炒薏苡仁、砂仁、桔梗、甘草组成，可健脾益气。

天空一直飘着雨，我打着伞去到农场，呼吸一下新鲜空气也好。外公的病情已经稳定些了，我在犹豫着要不要回家。这段时间经历了一些事情，也让我很纠结，想得脑袋都疼了。

"看别人不顺眼是自己的修养不够"，我轻声地对自己说。所以呢，任何事情都需要先从自己的身上找原因，是自己看问题不够全面。

弘一老法师也说了，遇事需要替别人想，论人先将自己想，何必自寻烦恼呢？我甩了甩头，提着从农场摘来的菜薹，看着雨水一滴滴地从菜薹上流下来，什么事情都会随着时间的流逝变得不那么重要。而经历的事情也让我明白，什么才是最重要的，什么是我真正需要的。

提着水壶去二村打泉水，同住一栋楼的朋友疑惑地说，我们的自来水本来就是泉水，为什么还要这么辛苦，去那边提水呢？

我看了看手中两升的水壶说："不重，最主要的是我习惯了喝二村的泉水，我们楼里的也是泉水，可就是不对自己的胃口。"

朋友听后摇摇头，不可理解地走了。

其实，很多时候，包括我自己有时也会对别人的做法不理解，甚至会怀疑，实际上是我们没有站在对方的角度去思考问题而已。

事情本无对错，所以呢，明白自己要什么，然后顺其自然就好了。

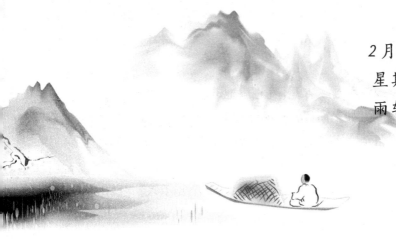

## 89.
## 寒水石、芦根、银柴胡、丝瓜络

今天仍是连绵不断的雨，天气依然很冷，不过天气预报说今天雨会停，至于什么时候停，那还得看天了。但清晨的定课仍不间断。

寒水石咸，能清大热，

兼利小便，又能凉血。

芦根甘寒，清热生津，

烦渴呕吐，肺痈尿频。

寒水石和芦根同属于清热泻火药。

寒水石为芒硝的天然晶体，性大寒，味辛咸，具有清热泻火，除烦止渴的功效，还可利尿凉血，用于治疗温热病，壮热烦渴，小便不利，脉洪大等。外用可治疗烧烫伤及热毒疮痛。

芦根性寒，味甘，归肺、胃经，用途广泛，因其长在水里，具有清热泻火，生津止渴，除烦止呕，利尿的功效。

常用于温热病初起的发热烦渴，胃热津伤的呕吐呃逆，以及肺热咳嗽，肺痈吐脓等，还可用于肺胃郁热，小便频数及麻疹不透。

银柴胡寒，虚热能清，

又兼凉血，善治骨蒸。

银柴胡性微寒，味甘，甘寒清热益阴，有退阴分虚热，凉血除蒸，除疳热的功效，善治劳热骨蒸和小儿疳热。

丝瓜络甘，通络行经，

解毒凉血，疮肿可平。

丝瓜络性平，味甘，归肺、胃、肝经，其状如网，犹如人体细小的络脉，善走血络，甘寒清热。

该药具有祛风通络，活血下乳等功效，用于治疗气血阻滞，经络不通的胸胁疼痛，关节酸痛，以及热毒痈肿疮疡，乳汁不通。

患者，女，68岁，自诉经常头晕，犯病时两眼一黑，感觉天旋地转。医院诊断为眩晕症，又称梅尼埃病，服药后稍有好转，但病情反复。

家里人听说，刘屋桥有医生用按摩棒按脚，就能把病治好，并且还不收钱，今天特意过来体验一次，看看能不能不服药就把病治好。

老师说之所以会天旋地转，头痛，恶心呕吐，心慌，是因为内耳迷路的平衡器出了问题。这个并不是说按一两次就会好，要长期坚持过来做治疗，按摩足部，才会有好的效果。

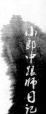

说完老师在她左足足背第四、五趾间缝凹陷处，用按摩棒沿骨缝向后推压，边做边问患者的感受。

患者从龇牙咧嘴，鼻尖冒汗，慢慢地面部表情稍有缓解，说头晕比刚来这里时好多了。

老师让涛哥帮患者按右足足背第四、五趾间缝凹陷处，继续义诊……

尽管天飘着雨，桥下却热闹非凡……

农场里，老师安排一部分人割草，草割完后还要挖沟，春天雨水多，挖沟利水方便农作物生长，否则水泱泱的农田里怎能长出好的庄稼。

一部分人松土种四季豆，挖个坑撒两粒种子，草木灰覆盖，然后就是等待它发芽生长……

割草处，一条细长的青蛇在冬眠，被叫醒后也不愿意动。涛哥用耙把它架起，送到田地的尽头放生，让它另寻冬眠处。

老师见到有蛇，便向我们普及关于蛇的草药知识。

在我们农场最常见的便是白花蛇舌草，又叫竹叶菜、蛇利草，其性寒，味苦甘，入胃、大肠、小肠经，有清热解毒，消炎止痛，清利湿热等功效，对痈肿疮疡，蛇咬伤有较强的解毒作用。

临床常用于治疗瘰疬，小便不利，咽喉肿痛，肠痈腹痛等。现代研究表明，白花蛇舌草能增强机体免疫力，可有效抑制肿瘤细胞的生长。

民间有医师专用此药治疗癌症，并取得了很好的效果。

老师讲完后，问我们还有没有带蛇的草药或故事。

我说蛇床子，据说是蛇喜欢在此草上睡觉，如同床一样，因此取名为蛇床。其果实为蛇床子，外用擅治皮肤疥癣，湿疮，是治疗多种皮肤病的要药。

现代妇科常用的洗剂——洁尔阴，其配方中就有蛇床子，还可温肾壮阳，可用于治疗肾虚阳痿，腰膝酸软，尿频，宫寒不孕。

涛哥又给我们讲起了《聊斋》中关于蛇的故事……

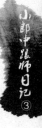

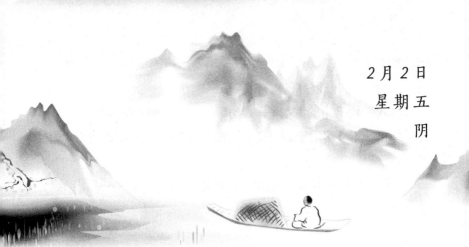

# 90.
## 秦皮、紫花地丁、败酱草、红藤

不管前方的路有多苦，多么崎岖不平，只要走的方向正确，都比站在原地更接近幸福。

我们会烦恼，会焦虑，会感到力不从心……是因为有梦想，却又总在原地踏步，达不到理想状态。所以我们要行动，只有行动才能让我们更接近期待的幸福。

秦皮苦寒，明目涩肠，

清火燥湿，热痢功良。

秦皮性寒，味苦涩，归肝、胆、大肠经，苦能燥湿，寒可清热，涩能收敛，具有收涩止痢，清热燥湿，止带明目的功效。

与白头翁、黄连、黄柏配伍，可治疗湿热泻痢，或热毒血痢。

秦皮煮水熏洗眼睛，可治疗肝热目赤，目生翳膜。若与菊花、蝉蜕、黄连煎汤内服，则效果更好。

与蛇床子、黄柏煎水外用熏洗，可治疗湿热阴痒带下。

紫花地丁，性寒解毒，

痈肿疔疮，外敷内服。

败酱微寒，善治肠痈，

解毒行瘀，止痛排脓。

红藤苦平，消肿解毒，

肠痈乳痛，疗效迅速。

此三药同为清热解毒药，性寒，味苦，主要用于治疗各种热毒证，如疮痈疔疖，丹毒，温毒发斑，咽喉肿痛，虫蛇咬伤，癌肿，烧烫伤等。

紫花地丁，在北方常见，性寒，味苦，苦泄辛散，寒能清热，可清热解毒，凉血消肿，捣烂外敷可治疗痈肿。临床与雄黄配伍，可治疗毒蛇咬伤。

一般鲜品效果好，但体质虚寒者忌服。

红藤，又称大血藤，其与败酱草均为治疗肠痈的要药。

败酱草归胃、肝、大肠经，性微寒，味辛苦，苦寒泻火，辛能行散，可清热解毒，消痈排脓，祛瘀止痛。常用于治疗肠痈腹痛，产后血滞腹痛。

红藤不仅可以清热解毒，因其为藤类药，还可活血，祛风止痛，治疗乳痈，乳房结块肿痛，风湿痹痛。

患者，女，30岁，自诉痛经，月经量少，有血块，有时候月经还会推迟，色淡，腹部常感冷痛。

老师把完脉后，又看了看她的舌苔，舌淡，苔薄白。

我打量了一下患者，穿着时尚，淡妆，大冬天的还穿着裙子，用一件呢子衣披在身上。我摸了一下她的手，冰凉冰凉的，老师让她注意保暖。

我在纸条上写下艾附暖宫丸交给老师，老师过目后交到患者手里，让她去药房买。并叮嘱她用苹果醋兑温水空腹时送服此药丸，寒凉的食物、水果、雪糕就不要再吃了。

艾附暖宫丸是女性痛经的曙光，特别适合受寒引起的痛经，小腹冷痛，畏寒肢冷，大便溏薄等症状。

其由艾叶、香附、吴茱萸、肉桂、炙黄芪、续断、当归、川芎、白芍、熟地黄组成，可养血补气，温阳解郁，调经止痛。

在老师的引领下，知足堂风风火火地开张了，进来做足底按摩的患者也越来越多。

堂主洪涛的技术日渐精进。老师让我开处方，我偶尔也会参考涛哥的建议。其实，重要的是让开出去的处方，真正的解决患者的不适。

十点之后仍有一些未做治疗的患者，我们让患者明天早点来，但又有些不忍心，给所有人做完足部按摩时将近十点半。

老师过来看到我们没有打扰，只是静静地看着，等我们做完最后一位患者。老师问我："你外公病情如何？"

我说："我先生帮他做了保健治疗后，人开心了，病也好了很多。"

老师听后点点头说："那就好，过年回家吗？"

我有些犹豫不决。

老师说："回家看看老人吧，父母孩子也希望你回家，元宵节后过来也行。"

我点点头，确实好久没见到家人了，只有在视频聊天的时候才感觉自己离他们没那么遥远。

老师说："你和婉婷住同一栋楼，你去看看她，听听她的想法，有一段时间没看到她了。"

于是我陪着老师敲开了婉婷的门。

当得知婉婷画画没有灵感时，老师便坐了下来，让她打开《草草木木学医记》这本书，然后一点点地为她讲解该怎样去画。

第一篇可以画一座寺庙，对，无须太富丽堂皇，然后再画一些树木。第二篇……这个河蚌可以打开，让里面的珍珠放出光芒……一直讲到第二十篇。

婉婷在旁边用笔记录着画画的思路。

老师偶尔也拿纸笔画个草图出来，我站在旁边真切地感受到了老师对学生的重视。就算你只有火柴的光芒，老师也会努力让你成为火炬，可以永远地燃烧……

末了，老师问婉婷有什么打算？

婉婷则说回家后可能不会再过来了，但仍会在家里根据老师提供的思路完成这些画。

老师听后点点头，不再说什么。

有些人进入你的生活，有些人从你的视线里离开，请不要悲伤，也不要难过，这就是人生。在时，珍惜；别时，珍重！

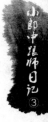

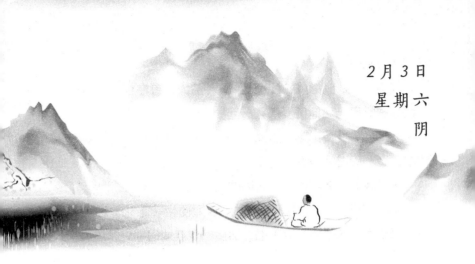

## 91.
## 鸦胆子、土茯苓、马勃、白鲜皮

有好多人一直关注我们中医普及学堂的微信号，于是很向往这里的田园生活，羡慕跟师学习的学子，于是问老师可否来五经富平复不安静的心？

老师只回答，心若真能静下来，处处是山林；心若静不下来，山林也是俗市。

我们不断地向外寻找，却从未关注过自己的内心需求。

鸦胆子苦，治痢杀虫，

疟疾能止，赘疣有功。

土茯苓平，梅毒宜服，

既能利湿，又可解毒。

马勃味辛，散热清金，

咽痛咳嗽，吐衄失音。

此三药均为清热解毒药，性味多苦寒，主要功效以清热解毒为主，治疗各种热毒证。

鸦胆子有小毒，归大肠、肝经，具有清热解毒，止痢截疟的功效，可治疗热毒血痢，阿米巴痢疾。捣烂外敷可治疗鸡眼及寻常疣。

土茯苓性平，味甘淡，归肝、胃经，既可清热解毒，又可淡渗利湿，还可通利关节，用于治疗湿热淋浊带下，湿疹瘙痒，湿热痹证等。

土茯苓为治疗梅毒的要药，对梅毒因服轻粉而引起肢体关节拘挛，筋骨疼痛效果较好。

马勃味辛，质轻性平，有散风热，清肺利咽，止血的功效，可治疗风热咳嗽，咽痛失音，咽喉肿痛，衄血，创伤出血等。

白鲜皮寒，疥癣疮毒，

痹痛发黄，湿热可逐。

白鲜皮归脾、胃、膀胱经，性寒，味苦，苦能燥湿，寒可清热，具有清热燥湿，祛风解毒的功效。

凡是由湿引起的疥癣疮疡，风疹瘙痒，湿疹湿疮，湿热黄疸尿赤，风湿热痹等，都有很好的疗效。

患者，女，30岁，自诉头皮经常长疖子，很痒很难受。

我听后急忙站起来拨开她的头发，果然看到头皮上长出一粒粒的红色疙瘩，有些地方还被挠破了。老师也站起来看了看这些红疙瘩，说这是由湿热引起的皮肤热毒证，可以用当归苦参丸。

当归苦参丸由当归、苦参组成。当归活血养血，苦参燥湿祛湿。

上午九点到十点，我们会准时来到知足堂为周围的乡亲免费做足底按摩。

我开出去的处方反馈甚微，信心大受挫折，于是想用一些鸡矢藤、栀子、大黄、党参等研粉外敷，治疗一些常见的小病痛。倒是老师拿给我一些姜贴，说可以免费送给需要的患者，对肩颈腰腿痛效果很好。

我乐呵呵地接受了，有更多的方式来为患者解决病痛的困扰，何乐而不为？

农场里，我在翻萝卜地，老师扛着铲过来了，问我开了多少处方出去。

我说："有那么几张吧。"

老师说："效果如何？"

我摇摇头："收效甚微，有些患者还不敢吃我开的处方。"

老师说："别灰心，每个人都需要成长的过程，如果你开出的每一张处方都有效果，以后的路该怎么走？"

是呀，从刚开始要用双手在地上爬行，到颤颤巍巍用双腿走路，都需要一个过程。而我们要做的就是在不断地摔倒中总结经验，让自己的脚步走得更踏实。

老师在杂草丛生的田地里挖出一块地，然后让我按照他的要求进行深挖，每一铲都要使出全身的力气。几铲下去，我累得气喘吁吁，即时现在是冬天身上也冒出了汗。

老师问："累吗？"

我点头说："比刚才的萝卜地难挖许多倍。"

老师说："这里才是真正锻炼身体的好地方，当你用铲克服了最难的草地，再用铲在沙地上干活，就会变得很简单。最主要的是，最难的事做好了，不仅能锻炼耐力，还会提高自己的信心。"

老师的话没错，我用铲在杂草中挖沟，一段时间后再用铲去沙地挖淮山，感觉毫不费力。

读万卷书，行万里路，总不及明师指路。

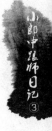

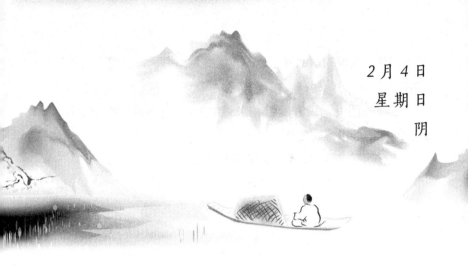

## 92.
## 橄榄、鱼腥草、板蓝根、西瓜

橄榄甘平，清肺生津，

解河豚毒，治咽喉痛。

五经富有很多的橄榄树，秋天树上的枝头挂满了或青或黑的橄榄。橄榄性平，味酸涩，具有清热生津，解毒的功效，可治疗肺胃壅热的咽喉肿痛。

橄榄捣汁或浓煎服，可治疗河豚、鱼、蟹中毒。

配儿茶研末外敷，可治疗下部疳疮。

蕺菜微寒，肺痈宜服，

熏洗痔疮，消肿解毒。

板蓝根寒，清热解毒，

凉血利咽，大头瘟毒。

蕺菜，又称鱼腥草。

鱼腥草、板蓝根均为清热解毒药。鱼腥草性微寒，味辛，辛能发散，寒可清热，入肺经，具有清热解毒，消痈排脓，利尿通淋的功效。

内服为治疗痰热壅肺，咳吐脓血的肺痈要药。

外用煎汤熏洗，可治疗痔疮肿痛，还可用于热淋，热痢的治疗。

板蓝根性寒，味苦，归心、胃经，具有清热凉血，解毒利咽的功效。适用于治疗风瘟时毒，发热头痛，头面部红肿胀痛的大头瘟，以及咽喉肿痛等。

因其苦寒，体虚而无实火热毒者忌服，脾胃虚寒者慎用。

西瓜甘寒，解渴利尿，

天生白虎，清暑最好。

西瓜为夏季最解暑的水果之一，广受大众追捧喜爱，性寒，味甘淡，最善清暑热，除烦渴，利小便。适用于夏天感受暑热的烦渴，温病壮热烦渴，小便不利等，前人称其为天生白虎汤。

患者，女，52岁，自诉总感觉胸闷，不想吃东西，或者吃饭后嗳气。

说完一连串的嗳气声响起。

老师把完脉后问："生气、焦虑之后，感觉胸堵更闷，更不想吃东西吧？"

患者说："可不是，一想到孩子的婚姻大事，我就纠结。"

老师说："你再纠结，身体的经脉就会打结，就像一团理不出头绪的麻绳一样，如果再打个结，你的身体就更受罪。"

患者问："那该怎么办？邻居家都抱第二个孙子了。"

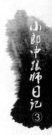

老师说："儿孙自有儿孙福，何况是婚姻大事，急不来。"

柴胡 8 克，白芍 10 克，枳壳 10 克，炙甘草 5 克，川芎 5 克，香附 5 克，炒麦芽 10 克，炒山楂 10 克，炒神曲 10 克。3 剂。

古人讲，脾主升，胃主降，升降相因，才能消导水谷，化生精微，运化精气，以营养脏腑，四肢肌肤，关节百骸。

此患者因肝郁气逆，胃失和降，导致胸闷嗳气。老师用疏肝和胃法来治疗此病证。

四逆散疏肝解郁，川芎入肝经，为血中气药，可旁开郁结，治疗胸闷胁痛。香附辛香而散，可疏肝解郁，并能理气宽中。焦三仙可消食健胃，促进脾胃消化。

知足堂的患者知道我们不收红包，为了表达心意，为我们送来了大米、食用油。尽管老师不允许我们拿患者的一针一线，但乡亲们的心意，我们盛情难却。

婉婷明天要回家，老师希望她能有更优秀的作品出来，于是再一次来到婉婷住处为其提供画画的思路。

我不解地问老师，既然缺少画画的人才，您为什么不自己学画画？

老师却说，培养一个人才，比自己获得成绩更有成就。

我们可以用眼睛来阅读整个世界，但却不可以用眼睛挑水。只要用心去挖掘，每个人都有自己的闪光点，而老师就是用他的慧眼，发现每个人的闪光点，并让其光芒更加灿烂。

下午，黄姐、何老师给我们送来了人体反射区全图的复印挂图。当得知我回家要过年时，他们便关心地问："现在是年底，票不好买，要不坐飞机回家吧，我给你报销机票钱。"

我说："不用，我现在正在抢票呢，一定没问题，实在买不到票再做打算，要回家一定会有办法。"

何老师则联系朋友，看是否有人回株洲，顺便把我也带上。当得到否定回答后，有些小失望，不过谢天谢地，我最终买到了回家的票，并且还是卧铺，从广州坐车睡上一觉，第二天一大早就到了株洲。

虽然后天回家心情激动，但是该做的事情仍不可落下。

农场继续种芋头，还种芋头，总种芋头，到时天天吃芋头，蒸着，煮着，炖着，烤着……想想就头晕。

倒是送出去的菜薹，大家都反馈味道不错。同样的菜，未施过化肥的菜薹就是比施过化肥的菜薹口味要好。

老师说，食其时，百骸理，夏天天气热，西瓜最解渴。大自然总在我们需要的时候为我们献上当节的水果。

有人为了利益在大棚里种出西瓜，先不说西瓜的品质如何，冬天就不应该出现西瓜。

阿金说，就像植物，我们不能把它修剪成动物的模样。

我们听后哈哈笑了，顺道而为之，什么季节种什么蔬菜，什么年龄就承担什么责任……

聊西瓜，要不要这么天马行空，哈哈哈……

175

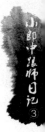

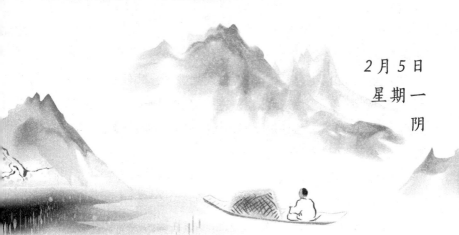

# 93.
## 荷叶、豆卷、佩兰、冬瓜子

荷叶苦平，暑热能除，

升清治泻，止血散瘀。

荷叶性平，味苦，归肝、脾、胃经，具有清暑化湿，升发清阳，凉血止血的功效，适用于暑湿泻痢，暑热烦湿，脾虚泻泄，血热吐衄者。

荷叶炭有收涩之功，可化瘀止血，用于出血证和产后血晕。

四生丸由鲜荷叶、鲜生地、鲜侧柏叶、鲜艾叶组成，用于治疗各种血热出血证。

豆卷甘平，内清湿热，

外解表邪，湿热最宜。

豆卷性平，味甘，归脾、胃、肺经，可清热利湿，解表祛暑，适用于暑湿，湿温，湿热内蕴，发热汗少，肢体酸重，小便不利者。

与薏苡仁、防己、木瓜配伍，可治疗湿痹拘挛。

佩兰辛平，芳香辟秽，

祛暑和中，化湿开胃。

佩兰为化湿药，性平，味辛，归脾、胃、肺经，气味芳香，可醒脾开胃，芳香化湿，发表解暑，适用于暑湿表证，寒热头痛，胸闷不适，以及湿浊郁滞脾胃，口中甜腻，口臭多涎等者。

入汤剂宜后下，且不可久煎，以免有效成分逸失而降低效果。因其属辛温香燥之品，易耗气伤阴，所以阴虚血燥及气虚者慎用。

冬瓜子寒，利湿清热。

排脓消肿，化痰亦良。

冬瓜子性微寒，味甘，归肺、脾、小肠经，可清上焦肺部蕴热，能除下焦大肠的热积，并可排脓消肿，适用于湿热内蕴，日久成脓的肺痈和肠痈，还可用于痰热咳嗽，白带，白浊。

老师常用千金苇茎汤（冬瓜仁、桃仁、薏苡仁、苇茎）治疗肺痈吐脓的胸痛。

患者，男，63岁，自诉腹胀。

原来他女儿从国外买了一些上等的西洋参，老人平时身体强健，见女儿高价买来西洋参，舍不得送人，听人说西洋参吃了以后可以大补。于是，不管身体需不需要，也不咨询医生，每天都用西洋参泡水当茶饮，结果腹胀难受。

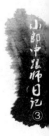

患者反复琢磨得出了结论，都是西洋参惹的祸。

老师听了引起腹胀的前因后果，让他回去用莱菔子（又称萝卜子）煎汤服用，可解吃西洋参后引起的腹胀。

西洋参性凉，味甘微苦，归心、肺、肾经，具有补气养阴，清热生津的作用，适用于气虚阴亏，虚热，咳喘痰血，口燥咽干，内热消渴。

但肺有实热，或痰气壅滞的咳嗽，以及痰火上亢等火郁内实证者忌服。

西洋参为补剂不可长期大量服用，以免引起抑郁，烦躁，失眠，高血压，腹胀等不良反应。

莱菔子可消食除胀，古人告知我们其不宜与人参同用，而人参与西洋参的功用相似。西洋参虽好，切不可滥用。

知足堂内，有妈妈帮孩子按足部，治疗咳嗽，流鼻涕。也有我们调理好的患者帮其他患者按揉足部。

虽然我们的技术还达不到娴熟的地步，更谈不上精通，但我们愿意分享，愿意把我们知道的技巧和大家一起分享实践。

阿金今天回家，我心里很不舍，但天下无不散的宴席。

阿金把带不走的物品全部分给了大家，于是我的房间多了一张桌子，这样写字的时候就不会担心桌子左摇右晃，还有一些零食……

下午我来到农场，默默地拿锄头做事，也许是自己明天回家，不舍得这里熟悉的一切。

老师从口袋里掏出神手送的诊疗棒，拿出一根送给我，说："你外公身体不适，回去用治诊疗棒帮你外公按按双足"，接着又拿出一本关于手足反射疗法的小册子说："不知道怎么做，就去翻书。"

我拿着诊疗棒，捧着书，心里暖暖的，这是老师对我的信任，更多的是期盼。

晚上我来到兆英楼，孩子们、大人都在默不作声地练功。我总觉得自己大脑与手脚不协调，打拳出招，一招一式都学不来，因此不喜欢练功。

也许是这里的氛围好，到后来我也情不自禁地扎上了马步，但学起来还是感觉有点别扭，霸气的中国功夫，让我打成了太极。

老师见怪不怪，纠正我错误的手法。

村民朋友送给老师的米油面，老师会逐一地分给大家，还带领大家种菜，解决我们在吃饭方面的后顾之忧。

来这里学习的学者，老师从未收取一分钱的学费，却恨不得将自己所有的学识，全部灌进学子们脑中。

很多师父不希望弟子超越自己，甚至打压弟子的才华。而在这里，师父则希望自己教出来的弟子都可以超过他，甘为人梯……

回到住处，我看着订好的车票，不舍这里的一切！

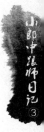

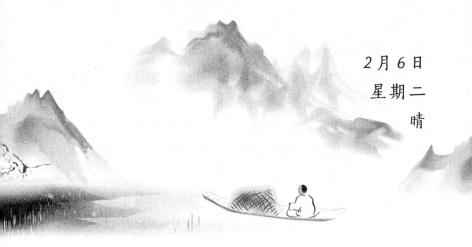

# 94.
## 海金沙、金钱草、赤小豆、泽漆

今天回家，路途有些遥远，但只要行动，总会到达。

海金沙寒，淋病宜用，

湿热可除，又善止痛。

海金沙性寒，味甘咸，归膀胱、小肠经，甘淡能利水渗湿，寒能清热。具有清除下焦湿热，解除尿道疼痛的功效，为治淋病的要药。

与泽泻、滑石、石苇、茯苓配伍，可治疗热淋，石淋，膏淋等多种淋病。

海金沙需要包煎，且肾阴亏虚者慎用。

金钱草咸，利尿软坚，

通淋消肿，结石可痊。

金钱草性微寒，味甘咸，归肝、胆、肾、膀胱经，有利湿退黄，利尿通淋的功效，适用于湿热黄疸，胆胀胁痛，石淋，热淋，小便涩痛。

捣烂外敷，可解毒消肿，用于治疗痈肿疔疮，蛇毒咬伤。

*赤小豆平，活血排脓，*

*又能利水，退肿有功。*

赤小豆性平，味甘酸，归心、小肠经，可解毒排脓，利水消肿，凡热毒引起的痈肿疮毒，丹毒，皮肤红肿，以及水肿胀痛，脚气，黄疸均有效果。

与鲤鱼同煮食用，可治疗水肿胀满。

与桑白皮、紫苏同用，可治疗脚气水肿。

生赤小豆研粉，以水或醋调匀外敷，可治疗痈肿丹毒。

*泽漆微寒，逐水捷效，*

*退肿祛痰，兼治瘰疬。*

泽漆性寒，味辛苦，有小毒，辛可宣肺，苦寒泄降，具有逐水退肿，祛痰散结的作用，可治疗水肿胀满，痰水咳喘实证。

与浙贝母、牡蛎配伍熬膏外敷，可治疗痰核瘰疬。

但要注意泽漆的乳状汁液对皮肤黏膜有很强的刺激性，如果误服鲜草或乳白汁液后，口腔、食管、胃黏膜可发炎糜烂，还可引起吐泻，腹痛。

另外，初次使用宜从小剂量开始，循序渐进地增加。

患者，男，40岁，自诉胸胁部疼痛，就像针扎一样。

老师边把脉边问患者的职业。

患者说是司机。

老师示意让我也把一下脉，说这是典型的涩脉。

我把手指搭在患者的寸关尺处，静下心来，真能感觉到轻刀刮竹的脉象。

患者嘴唇有些乌暗，舌下静脉像两条黑黑的小蚯蚓。

老师说司机这个职业，体内最容易产生瘀血。因为司机在开车的过程中会经常发生踩急刹车的情况，而急刹车时身体难免会有磕碰。很多时候无意识的磕碰，会让体内产生瘀血，而自己却浑然不知。

患者点头说，在开车过程中，有时为了避免前面突然出现的障碍物，不得不踩急刹车，由于惯性，身子会不由自主地撞在方向盘上。

老师说，这是一方面，身体来回震荡也会产生瘀血。

就像一杯水，如果端在手中在平坦的路上行走，水或许不会溢出杯外；而走在凹凸不平的路上或者拿在手中来回摇动，水溢出杯外的概率就会很大。

身体的经络血管也一样，当然这种情况不可一概而论，因为每个人的体质不同，但并不排除这种情况的发生。还有体内有瘀血时，再吃补药，会很容易上火。

患者听后十分赞同，稍微吃点滋补身体的药，口腔就会长疮。

老师说让患者去药店买三七粉，每天冲服3克，吃上一段时间身体就能好很多。另外再忙也要记住，每天睡足7小时，步行7公里，喝足7杯水，身体是革命的本钱。

三七，性温，味甘微苦，归肝、胃经，具有散瘀止血，消肿定痛的功效，可治疗吐血，咯血，衄血，便血，崩漏，胸腹刺痛，跌仆肿痛，产后恶露不下等。

三七止血力强，散瘀力也强，有止血不留瘀，化瘀不伤正的特点。对人体内外各种出血，无论有无瘀滞，均可使用。

义诊后，老师说除了把脉，我们还可以通过观察患者的面色、口唇、指甲来判断其有无瘀血。

如面色紫暗，口唇、指甲青紫，舌质紫暗，舌边有瘀斑或瘀点。最主要的是痛处固定不移，拒按，夜间疼痛加重，白天症状会减轻。

还有就是善忘，别人刚交代一件事，转身就忘了……

我听到最后一点，想了想，看来我也得去吃三七粉了，我可不想年纪轻轻就忘了回家的路。

知足堂的患者多起来了，凳子就显得少了。我们有时会搬两块砖，坐在上面帮患者做足底按摩。

有些患者心里过意不去，从家里搬来小凳子供我们使用。

老师见此情景决定带领我们自己制作小矮凳，因此今天做完足部反射疗法，就带我们去到大姨丈家，把别人丢弃的废木材截断，用钉子钉好，做成简易的矮凳子。

看着我们自己做的成品，心里满满的成就感。

要知道我们是那种不拿锤头，不拿钉子的人。今天竟然把钉子钉在了坚硬的木柴里面，做出来的凳子还有模有样。

老师则和涛哥一起做出了一个高凳子。

**183**

大姨丈也加入我们的队伍中，十来个高低不平的板凳诞生了（材料原因，但我们尽可能做好）！

老师又送了我一张人体反射区全图，带回去贴在了墙壁上，不知道按哪里时，除了翻书还可以抬头看看这张图。

我听后笑了，大家也笑了，道珍重，道平安。

海莲知道我要回家，硬拉着我去她家吃饭，想到外公要用黄芪，于是我跑到益顺药店买了一斤上好的无硫黄芪。

曾姐没收我的钱，还送了一包蜜枣给我，让我在这里吃中饭。我想留下来吃，但行李还没收拾好，并且我还答应了海莲。因此就拒绝了在曾姐家吃饭，但仍感谢她送的黄芪与蜜枣。

我下午一点半的班车去广州，却晚点到两点半才出发，路上车多人多堵车，可以理解，幸好买的是晚上十一点的票，并且是卧铺票。

广州是一个霓虹璀璨的大城市，但都和我毫无关系。

下车后换乘地铁，我感觉自己就像刘姥姥进了大观园，分不清东西南北。我张口询问，知道了怎么在自助机上购买地铁票，还知道了要刷票进站，但还没有等我反应过来，闸门就自动关上了。

我有些窘迫，不知该怎么办，有人告诉我到服务台重新办理。于是我到服务台寻求帮忙，工作人员重新帮我弄好。

我重新刷币，但等了半天，门还是没开，我只得再次向工作人员请求帮助。

工作人员许是久坐伤肉，心里郁闷，不耐烦地问我，到底几个人用这张票？

我伸出一个食指，他终究还是帮我办好了。

是啊，一个人长久地坐在方盒里，哪会有好心情。

走走停停，看看问问，终于上了地铁。发明地铁的人实在太伟大了，可以让车辆在地下畅通无阻地行走。

我在好心人的帮助下成功转乘，来到广州火车站，看了一下时间，将近九点。

回家过年的人真多，人山人海，有志愿者，有穿着武警服维持秩序的战士。

大千世界，真是无奇不有。

在火车站附近转了一圈，发现车站工作人员和战士在为广大回家的人们发放热白米粥。看后心里暖暖的，有些农民工不知道如何在网上买票，背着大包小包，带着小孩，早早地过来排队买票。

舍不得吃饭，就买一些干粮充饥，这时热腾腾的白粥，无疑为这些人带来了温暖与振奋。

眼睛看见一些事，身体经历一些事，就会珍惜眼前所拥有的幸福。

离进站尚早，我找了一个比较干净的地方，打开包，拿出海莲姐送给我的快餐盒饭，很高科技，不需要火就可以让一盒冰冷的饭迅速加热成香喷喷的土豆白米饭。

我边吃边看着来来往往的归家人，时间一分一秒地过去，候车室许多人低头玩着游戏，聊着微信……

现代人手机中毒太深了，手机为我们提供了便利，可同时也消耗着身体。我能做什么，我什么也不能做，或许一个时代发展到一定阶段，人类生活方式的改变是必然的结果。

十一点一刻准时登上火车，我知道自己只是匆匆的过客，广州再见，晚安了！

185

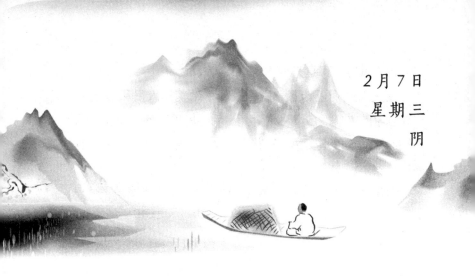

## 95.
## 葫芦、半边莲、海风藤、络石藤

早上六点半前后，火车进入株洲站，天还未全亮。出了站口，一辆班车正在等客。我看了一下目的地，于是进入了车里。

下了车，女儿像小鸟一样飞奔而来，我蹲下一把将她抱住，幸福感爆棚。

妈妈帮我把行李提进屋，不一会儿一碗热气腾腾的面条就出现在我的眼前。

妈妈说："贝贝（我闺女）知道你要回来，一大早就起床，然后在窗户边看马路上走走停停的班车。"

我呵呵地笑了，顺手夹了一筷子面条塞在闺女嘴里。

世界上最极致的美食永远是妈妈的味道。

闺女一转眼便把她的玩具、零食堆在我面前，在她心里，吃的、玩的是最好礼物。

葫芦甘平，通利小便，

兼治心烦，退肿最善。

葫芦性平，味甘，归肺、肾经，并有利水消肿，利湿退黄的功效，可治疗水肿胀满，大腹水肿，小便不利，湿热黄疸者。

葫芦还有五大表法。

第一，口小慎言。

第二，肚大能容。

第三，葫芦通福禄。

第四，以前走医喜欢腰间悬挂葫芦，代表悬葫济世。

第五，葫芦底盘大，说明根基厚，基础深。

葫芦不仅可以容下水酒，还可以容下祈祷祝福。

半边莲辛，能解蛇毒，

痰喘能平，腹水可逐。

半边莲性平，味辛，归心、小肠、肺经，可清热解毒，利水消肿。

古人讲，家有半边莲，可以伴蛇眠。凡毒蛇咬伤或蜂蝎刺伤，用此品外敷、内服都有效。

此外，本品还可消痰行水，治疗痰饮气喘，扁桃体炎，阑尾炎，肝炎，肝硬化腹水，肾炎水肿等。

海风藤辛，痹证宜用，

除湿祛风，通络止痛。

海风藤性微温，味辛苦，归肝经，辛而散邪，温通性强，可祛风湿，通经络，止痹痛，用于治疗风湿痹痛，关节不利，筋脉拘挛。

《医学心悟》蠲痹汤由海风藤、羌活、独活、秦艽、桂枝、当归、川芎、木香、乳香、桑枝、炙甘草组成，用于治疗风湿痹痛。

络石微寒，经络能通，

祛风止痛，凉血消痛。

藤如其名，爬行在石头上，其性微寒，味苦，归心、肝、肾经，可祛风通络，凉血消肿，用于治疗风湿或湿热引起的关节肿痛，筋脉拘挛，以及血热引起的痈肿疮毒。

与苍术、黄柏、白鲜皮、萆薢、滑石配伍，可治疗风湿热痹，关节红肿疼痛。

妈妈告诉我外公出院后身体康复还不错，能吃能睡，就是双下肢对冷热温度的感应不灵敏。

我听后心里甚是安慰。可是女儿，我走到哪里，她就跟到哪里，生怕我一眨眼工夫又不见人了，我喝水女儿也跟着喝水，我去趟卫生间，女儿都要在卫生间门外站着。缺失大半年的母爱，我发现自己无法弥补，心里难过，更多的是对她的愧疚。

下午去到外婆家，看到两位老人身体安康，甚感欣慰。外公忙上忙下，从柜子里端出面包、小零食。我自己泡茶，把外公外婆的水杯也添上热水。

外婆失明，眼睛看不见东西，坐在我身边，问我身体情况、学习情况。女儿在旁边叽叽喳喳说个没完。

晚饭我炒了两个青菜，陪外公外婆一起吃饭。我给外婆夹菜，女儿用勺子给我舀菜。爱是可以一代代相传的。

晚上睡觉，女儿搂着我的脖子问："妈妈，我们会永远在一起，是吧？"

我笑笑，半年的时间，她真的长大了！

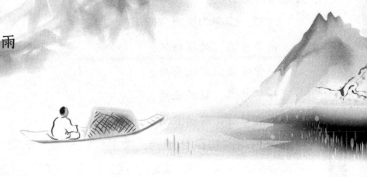

2月8日
星期四
阴有小雨

96.
桑枝、千年健、松节、伸筋草

明天就是我们当地的小年，家里上上下下的卫生要大搞一次。

桑枝苦平，通络祛风，

痹痛拘挛，脚气有功。

桑树枝性平，味微苦，归肝经，具有祛风湿，利关节的功效，可用于治疗风湿痹痛，四肢拘挛，关节不利。

由于其作用偏上，对于肩臂关节拘挛疼痛治疗效果较好，但对于由湿热引起的脚气肿胀效果却不明显。

千年健温，除湿祛风，

强筋健骨，痹痛能攻。

千年健性温，味苦辛，归肝、肾经，有祛风湿，强筋骨的功效，可用于治疗风寒湿痹，腰膝冷痛，四肢拘挛麻木，以及筋骨痿软等。

注意，阴虚内热者应慎用。

松节苦温，燥湿祛风，

筋骨酸痛，用之有功。

伸筋草温，祛风止痛，

通络舒筋，痹痛宜用。

两者均为祛风寒湿药，性温，味辛苦，辛能行散祛风，苦能燥湿，温可祛寒，归肝、肾经，用于治疗风寒湿痹，关节酸痛，跌打损伤等。

不同之处在于松节具有通络止痛的功效，松节浸酒可治疗历节风痛，四肢如脱。此外，阴虚血燥者应慎用。

伸筋草可通络舒筋，治疗经脉屈伸不利。

老师常用伸筋草、淫羊藿治疗腿抽筋，效果良好。

其与丝瓜络、大血藤配伍，水酒各半煎服，可治疗风寒湿痹，皮肤麻木，四肢关节酸痛。

我正在用抹布擦着房门，女儿也拿起抹布往桶里蘸水。妈妈见后要阻止，我说让她明白家里的卫生需要共同打扫，挺好的！

我帮女儿把抹布水拧干，告诉她如何把楼梯扶手上面的灰尘擦干净。女儿也像模像样地擦起来，冷水流进衣袖也不在乎。

倒是妈妈（女儿外婆），一会儿担心她把水弄在衣服上，怕她冻着，一会儿跟在女儿身后，重新擦楼梯扶手。

我总觉得孩子虽小，但也应该鼓励她做力所能及的事情，尽管结果可能不尽如人意。

婶子知道我回家了，兴冲冲地在楼下叫我。

婶子前段时间头痛目昏，遂打电话给我，我听完她的头痛发病的经过，判断她是由风寒引起的头痛，于是让她去药店买川芎茶调散服用。

结果吃了两次后，头痛症状立马减轻，乐得她后来有什么不适，第一个便与我联系。

现在婶子说脖子痛，我问她愿不愿意吃中药，婶子说快过年了，有忙不完的事，没时间煲中药，再者煎药满屋子都是药味，不太好闻。

我用手摸了摸她的脖子，硬邦邦的，就像田地里板结的泥土。于是我用手帮她揉了揉，用空心掌拍拍脖子上的肌肉，然后抹上活络油。

婶子顿时感觉舒服多了，我又拿出阿金给我的姜贴帮她贴上。婶子点点头说，还是侄女有办法，疼了有一段时间了，听你妈说你会回来，我一直忍着，就想等你回来帮忙止痛。

其实，我心里明白，农村人不到万不得已是不会去医院的，能忍就忍，特别是颈肩腰腿痛，能拖就拖。

我告诉婶子，平时没事时可以用头写"米"字，对颈椎疼痛可起到很好的缓解作用。另一个搞卫生擦桌椅什么的，要用温水，可以防止手臂麻木。

婶子却说有我在，不怕。

我心里叹一声，不说话，农村人以为医生就是万能的。思想的改变，需要时间，急不来。

晚上坐在一起，听着妈妈絮叨着小时候的事情，时间过得好快，自己也成了妈妈，我们大了，父母却老了。

女儿说："我不要长大，那样妈妈就不会变老。"

我笑笑，可又有谁能阻止时间前进的步伐？

2月9日
星期五
阴

## 97.
## 虎骨、乌梢蛇、夜交藤、玳瑁

藤木通心定祛风，对枝对叶可除红，

枝叶有刺能消肿，叶里藏浆拔毒功。

辛香定痛祛寒湿，甘主生肌补益用，

咸苦清凉消炎热，酸涩收敛涤污脓……

我小声地念叨着，闺女却在一边仰着头望着我问："妈妈，你这是在念咒语吗？就像小魔仙里那样，一念就可以变身打坏蛋。"

我笑了笑说："哪里有那么多的坏蛋，妈妈这是在背药物的功效，有机会妈妈带你去野外认识中草药。"

女儿哦了一声，继续低头玩积木，或许在她的意识里，懂得念咒就可以变身打怪兽，可以打怪兽就能成为英雄。

虎骨味辛，健骨强筋，

散风止痛，镇惊安神。

老师常讲，耕牛精神必须有，老虎威风不可无。

虎为国家保护动物，现已禁止药用，常以狗脊代替。该药性温，味辛，辛散温通，具有祛风止痛，强筋健骨的功效，可治疗风湿寒痹，关节游走作痛，以及肝肾虚寒而致的筋骨软弱，足膝无力，不能行走等。

另外还可用于治疗惊悸健忘，多梦不寐。

乌梢蛇平，无毒性善，

功同白花，作用较缓。

乌梢蛇性平，味甘，无毒，有祛风通络，止痉定惊的功效，可治疗中风后口眼㖞斜，半身不遂，风湿顽痹，麻风，疥癣，抽搐痉挛；还可以毒攻毒，治疗瘰疬，梅毒，恶疮。

大活络丹由乌梢蛇、白花蛇舌草、两头尖、天麻、威灵仙、川草乌、全蝎组成，可治疗中风不遂，口眼㖞斜。

夜交藤平，失眠宜用，

皮肤痒疮，肢体酸痛。

夜交藤，又称首乌藤，性平，味甘，归心、肝经，具有养血安神，祛风通络的功效，可用于治疗失眠多梦，血虚肢体酸痛，风湿痹痛。

还可祛风止痒，煎汤外洗可用于治疗皮肤疮疹瘙痒。

玳瑁甘寒，平肝镇心，

神昏痉厥，热毒能清。

玳瑁性寒，味甘咸，入心、肝经，咸寒清热，质重潜降，有镇心安神，平肝息风的功效。

与羚羊角、石决明、钩藤、生地黄、黄连配伍，可治疗湿热病，壮热神昏，口说胡话，惊风抽搐等。

还可清热解毒，用于治疗热毒痈肿及痘疮内陷等症。

与紫草同用，可治疗痘疮黑陷。

老爸喜欢吃，晚上没事看电视时一盆炒花生米，可以吃个不停。不过值得庆幸的是，他不喝酒，虽然血压有些高，但控制得比较好。再加上平时常用三七、西洋参、丹参粉泡水喝，人是能吃能睡。

今天过小年，午饭比较丰盛，有鱼有肉，老爸有点管不住嘴，尽管我在饭桌上叮嘱要少吃肉，少吃肉，仍当成耳边风。

下午，老爸皱着眉，一声不吭地坐在沙发上，用手捂着右边脸，女儿拉着我说："爷爷（本来是要叫外公，但他喜欢跟着侄子叫爷爷）牙痛，妈妈快帮爷爷瞧瞧。"

我看了一下问："吃完饭又喝了饮料吧？"

老爸点头不吭声，我刚想责备他两句，终究是忍了下来。

我到镇上药房抓了生大黄 10 克，生麻黄 15 克，薄荷 10 克，生甘草 10 克。3 剂。

煎水后让老爸喝，老爸乖乖地喝完药，上床睡觉去了。

吃晚饭的时候，我问老爸牙痛好些吗？老爸边夹着青菜边说，好多了。

我故意说："这里还有肉，你喜欢的，要不来一块？"

老爸痛苦地摇摇头："牙痛不是病，痛起来真要人命啊！不吃了。"顿了顿又说："这药效果挺好，要不你多抓几剂，在家里放着，到时牙痛就不用再跑镇上抓药，家里放着也挺方便。"

我听后，感觉很无语，妈妈说："死性不改，下次牙痛再吃药就没效果了。"

我连忙接茬道:"对,下次牙痛再犯,吃这药就没有效果了。"

女儿坐在饭桌前从口袋里掏出糖粒子数着,1,2,3,4……

我一看着急了,问:"闺女,谁给你这么多糖粒儿?"

女儿用手指了指爷爷说:"爷爷,这糖好吃。"

我转向爸,爸说我答应了你闺女,治好我牙痛就给她糖吃。

我顿时凌乱了,哪有这样的老爸。老爸见我有些生气,默不作声,低头吃饭。

我走到闺女身边说:"女儿呀,好东西要大家分享,这糖好吃,妈妈也想吃,给妈妈两粒吧。"

女儿毫不迟疑地挑了两粒糖给我。

我接着又说道:"你哥哥也要分两粒,给哥哥吧。"

女儿有点不乐意:"哥哥老是打我,不跟我玩,我不给。"

我说:"那好吧,那么好吃的糖,分两粒给奶奶(她外婆)吧,哥哥不和你玩,你不乐意给就不给,外婆总是照顾你,给你炒这么好吃的菜,外婆应该给。"

女儿剥了一粒糖,放在嘴里说:"可是今天的菜是你炒的呀。"

在女儿面前,我感觉自己的智商为零。最后在我软硬兼施的情况下成功地把糖骗过来暂时保管。

家家有本难念的经,育儿需要智慧,家庭的关系更需要智慧。但不管怎样,家人的身体健康才是最重要的。

## 98.
# 石决明、香橼、佛手、薤白

今天回婆婆家，临上车之前，我叮嘱老爸少吃肉，少喝饮料，叮嘱妈妈把炒好的薏米、赤小豆磨成粉，拿给外公用开水泡成糊状服用。

老人家自己煲药总是会忘记，结果常常会烧焦，用这种食疗的方法简单便捷，乐于接受。

奶奶身体好，但总免不了腰腿痛，因此拿了一些姜贴给她老人家。

小时候大人总是或多或少地给我们压岁钱。现在我们大了，大人老了，我们把压岁钱拿给老人，不管多少，都是我们小辈的心意。

妈妈不肯接受，我让女儿塞在她睡觉的枕头下面，回家

197

后再跟她说。

妈说："今年一起在这里过年吧。"

我说："回家过年，初三四再回这边拜年。"

嫁出去了，那边也有父母。孝顺不是你给多少压岁钱，而是做好分内的事情。

> 石决明咸，眩晕目昏，
>
> 惊风抽搐，劳热骨蒸。

石决明为矿石类药物，性寒，味咸，咸入阴分，寒能清热，质重潜降，归肝经，具有平肝潜阳，清肝明目的功效，常用于治疗肝阳上亢的头昏目眩，以及肝热生风的小儿惊风抽搐。

因肝开窍于目，可清肝，用于治疗两目昏暗，视物模糊，或目生翳障等眼病。

煅过的石决明具有收敛制酸止血的功效，可用于治疗久溃不敛，胃痛泛酸，外伤出血。

生用可平肝清肝，煅制后外用可点眼。

因其咸寒，易伤脾胃，故脾胃虚寒，食少便溏者慎用。

> 香橼性温，理气疏肝，
>
> 化痰止呕，胀痛皆安。
>
> 佛手性温，理气宽胸，
>
> 舒肝解郁，胀痛宜用。
>
> 薤白苦温，辛滑通阳，
>
> 下气散结，胸痹宜尝。

此三药同属理气药，常用于治疗气机不畅之气滞、气逆证。

香橼和佛手性温，味辛苦酸，归肝、脾、肺经，辛香行散，味苦能泻，温能通行。均可疏肝理气，和胃止痛，燥湿化痰，药力平和，可用于治疗肝郁气滞，肝胃不和，胸胁胀痛，脘腹痞满，湿痰咳嗽等。

不同之处在于佛手偏重于理肝胃之气而止痛，香橼偏于理脾肺之气而化痰止咳。

薤白辛苦温，归心、肺、胃、大肠经，苦降，温通，辛散，具有通阳散结，行气导滞的功效，适用于因寒邪痰浊结于胸中以致阳气不通而引起的胸闷不舒，胸背两胁牵引作痛，痰多咳喘的胸痹。

与瓜蒌、白酒配伍，称为瓜蒌薤白白酒汤，可治疗胸阳不振，胸痹疼痛等。

薤白上能通胸中之阳气，散阴寒之凝结，下能行胃肠之气滞，具有行气导滞之功。应注意，气虚无滞者，胃弱纳呆，不禁蒜味者不宜使用。

新鲜的薤白是普通老百姓餐桌上的一道美食，不管是清炒还是与鸡蛋同煎，味道都很鲜美。服用后可通肠腑之气，排出来的废气可以用一连串来形容……

简单地收拾好行李，等车。女儿把零食、积木、发卡、拖鞋，一股脑儿地往自己书包里塞，唯独不带书本。

这让我有些头疼。零食不可以不带，说是要带给她妹妹吃的。

我昨晚连哄带骗帮她保管的糖也要带上。

积木也不可拿出来，说是要和她妹妹一起砌房子。

发卡更不能拿出来，是要送给妹妹的礼物。

鼓鼓的一书包东西，我让她自己背好，自己保管。

女儿倒是乐意，手里还要提着篮球。

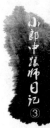

这行李比我的还多，看着我头疼，要看住她，还要暗中帮她看书包、篮球。

和父母道别，上车。

女儿把篮球挂在座椅扣挂上，我帮她把书本放在汽车物品架上。

女儿丢出一句好重呀，累死我了，然后把鞋一脱，就在座位上自娱自乐。

车里太闷，我怕晕车，于是闭目养神。孩子的哭声让我不得不睁开眼睛。原来是坐在我们前排的父母出门没带零食，小孩饿哭了。

我看了一眼，没作声，一是担心孩子的父母不允许孩子吃陌生人的东西，二是我也没带零食。

女儿闪动着双眸，看着哭个不停的小女孩，又看看我，说："妈妈，你说过好东西要分享，我带了饼干，还有糖。"

我说："好吧，你把零食和糖给这小妹妹吃吧。"

我帮她把书包提来，她从包里掏出饼干，竟然自顾自地吃了起来。我从她书包里掏出一小袋未开封的饼干，拿给坐在我前排的妈妈。

小女孩吃着饼干，破涕为笑。

我刚想教育女儿，女儿却吮着手指头说，吃饱了。

在孩子的世界里，或许首先是填饱自己的肚子，或许她知道大人会把零食分享给有需要的孩子。

女儿吃饱了，躺在我腿上睡。望着车窗外，女儿惊奇地说："妈妈，我看见有绳子在跳舞。"

顺着她手指的方向一看，哪是什么绳子，而是电缆线，在前行的车子上眼睛看到的电缆线在不停地舞动。

在孩子的眼中，一切都赋予了生命。

下车后，我的丈夫、孩子爸爸（以下称为先生）在车站等待着我俩……

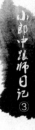

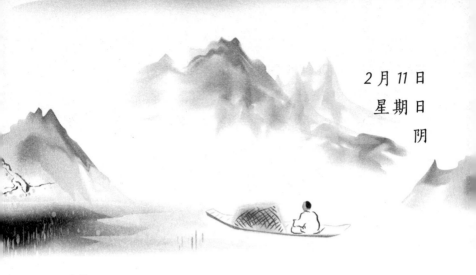

## 99.
## 荔枝核、柿蒂、刀豆、九香虫

胸有文墨虚若谷，腹有诗书气自华。读书多了，容颜自然会有所改变。

许多时候，我们以为看过的书籍成了过眼云烟，不复记忆。其实它们仍存在于我们的气质、谈吐中，在有限的时间里，好好读书，读有益的书。

老师也常说，读书可以改变人的命运。因为在读书的过程中，我们会不断地与古圣先贤交流，不断地刷新自己的见解。

荔枝核温，理气散寒，

疝瘕腹痛，服之俱安。

荔枝核就是我们人人皆知的荔枝里的核。

关于荔枝，杜牧曾作诗：

长安回望绣成堆，山顶千门次第开。

一骑红尘妃子笑，无人知是荔枝来。

因为这首诗，我记住了杨贵妃，联想到了唐朝的奢华盛世。

荔枝核性温，味甘，具有行散滞气，驱除寒邪的功效，可治疗肝郁气滞，寒滞肝脉所致的疝气腹痛，睾丸肿痛，少腹气聚胀痛等。

与木香、香附配伍，可治疗心腹胃脘疼痛，妇女寒凝瘀滞，血气刺痛等。

柿蒂苦涩，呃逆能医，

柿霜甘凉，燥咳可治。

柿蒂为理气药，归胃经，善降逆气，为治呃逆的要药，可用于虚实寒热，多种胃气上逆的呃逆。

与丁香、生姜同用，可治疗胃寒呃逆。

与黄连、竹茹配伍，可治疗胃热呃逆。

与人参、丁香合用，可治疗气虚呃逆。

若加附子，可用于命门火衰，元气暴脱，上逆作呃者。

我在家每年都会吃柿子，却从未想过柿蒂治疗呃逆的功效如此之大。

柿霜有清热生津，润燥止咳的功效，可用于治疗肺部燥热咳嗽，胃热烦渴，口舌生疮等。

刀豆甘温，味甘补中，

气温暖肾，止呃有功。

刀豆性温，味甘，归胃、肾经，具有温中，下气止呃，温肾助阳的功效，可用于治疗虚寒呃逆，呕吐，肾虚腰痛。

刀豆偏于温中和胃，降气止呃，可用于治疗中焦虚寒之呃逆呕吐，并可温肾助阳。

柿蒂则苦降，性平，不寒不热，凡胃气上逆所致的各种呃逆，不论寒热虚实，均可加入辨证方中使用。

九香虫温，胃寒宜用，

助阳温中，理气止痛。

九香虫性温，味咸，归肝、脾、肾经，具有温中助阳，理气止痛的功效，可用于治疗寒凝气滞，胃脘疼痛，或肝气犯胃，胸胁脘腹胀痛；并可温肾助阳，治疗肾阳不足之阳痿，腰膝疼痛。

现代研究发现虫体含脂肪、蛋白质、甲壳质，具有益菌及促进新陈代谢的作用。

和女儿相处几天下来，发现她原形毕露了。玩具弄得到处都是，鼻涕往衣袖上抹，尽管口袋里有纸，也要弄在衣袖上。

和妹妹争玩具，把大米丢得满地都是，说是学奶奶给鸡喂食。

只有睡觉，以及蹲在地上看蚂蚁的时候是安静的。

次数多了，我也就听之任之，免得耗气伤身。先生一直跟在后面，不断地收拾残局。

先生从外边回来，给了我一大把毛茸茸的东西，说是骨碎补。我惊奇，忙让他带我再去寻找。

他则淡定地说，哪用得着寻找，到处都是。于是带我往巨石上瞧，骨碎补疯狂地长在石头上，还有络石藤。

女儿趁我不注意，冲到了大石头上，看得我直冒冷汗，万一摔下去可怎么办。

先生说："不用担心，我去叫你之前，闺女刚从这大石头上下来，刚拿给你的骨碎补有两三个是她拔的。"

他咬了一小块，嚼了嚼吐了出来，说苦。

女儿也要学样，被我拦住，草药可不能随便乱吃，万一把人吃傻了呢。

我说骨碎补可以活血散瘀，消肿止痛，续筋接骨。摔伤扭伤后，可将它捣烂后配酒外敷，或可以治疗满口牙齿绵绵作痛，还可以治疗肾虚引起的腰痛，脚无力。

先生又问络石藤的功效。

我说络石藤可凉血消肿，因是藤类药，古人讲藤木通心定祛风，故具有祛风通络的功效。你看它在石头上面畅通无阻地爬行，说明可治疗风湿热痹。

先生问："为什么治疗风湿热痹效果好？"

我说："因为它的性味苦寒啊，这是无法改变的事实，要记住热则寒之，虚则补之，实则泄之。再者你看那石头冷冰冰的，其他同类都不愿意攀爬靠近，为什么只有络石藤在上面，说明气场相似，都是寒的冰的。"

先生不满我的回答。

我说："你可以回去翻书，书上有答案。"

刚回家，隔壁婶子说肩膀痛，这几天打扫卫生把肩膀累到了。

先生二话不说，帮她从患侧小指开始循小肠经的路线点按穴位，每个穴位两分钟。痛得阿婶龇牙咧嘴，我说要忍忍，只要把这条经络揉开，手臂就不会疼痛麻木了。

事实证明，当把小肠经络通开，气血过去后，手臂疼痛就立马缓解了。

205

所以说，千万别小瞧手太阳小肠经，用得好不仅可以治疗手臂痛，还可以治疗颈椎病，头晕眼花，手指发麻。

要重点点按天宗、后溪穴。

《针灸甲乙经》讲：肩重，肘臂痛，不可举，天宗主之。此穴可升发阳气。

至于后溪穴，既是小肠输穴，又是八脉交会穴之一，可舒经利窍，主治头颈强痛，腰背痛，手指及肘臂挛痛等痛证……

我竖起大拇指称赞先生，士别三日，当刮目相看。

记得有人曾说过，婚姻中最可怕的事情并不是出轨，而是一个人在飞速成长，而另一个人却还在原地踏步，甚至倒退。

今天我看到了先生的进步，心里很是欣慰，我的不足之处还很多，相互学习吧！

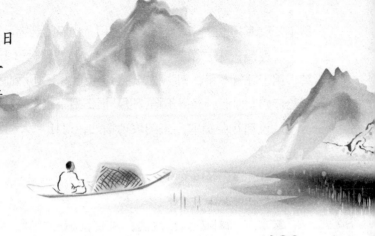

2月12日
星期一
阴转晴

100.

## 玫瑰花、紫石英、仙鹤草、三七

　　老师讲，有些人在别人心中活一阵子，有些人在别人心中活一辈子。能够在别人心中活一辈子的人，都是有智慧的人。而智慧需要我们自己不断地修行。

　　《万病之源》中余师说，我们能陪患者走的路确实极短……就像柳枝一样，一岁一枯荣，我们的生命跳脱不出这世间的规律，留不住，带不走，我们能留下的是智慧，是精神，是文化，是正确的养生观……

　　玫瑰花温，疏肝解郁，

　　理气调中，行瘀活血。

　　凡七情之病，看花解郁，听曲消愁。

　　玫瑰花被广大热恋中的男女追捧，代表着幸福，勇敢，殊不知玫瑰花也是一味行气解郁，和血止痛的药物。

其性温，味甘微苦，归肝、脾经，善舒解肝郁，调中醒脾，用于肝胃不和，胸胁胀痛，恶心呕吐；还可活血行瘀，用于治疗妇女血滞，经行不畅，以及损伤后瘀血作痛。

从玫瑰花中提取出来的玫瑰精油，可让广大的女性朋友容光焕发。

紫石英温，镇心养肝，

惊悸怔忡，子宫虚寒。

紫英石为补阳药，性温，味甘，归心、肾、肺经，质重沉降，温而祛寒，具有温顺暖宫，镇心安神，温肾平喘的功效。

与酸枣仁、远志、茯神、当归、黄连配伍，可治疗心神不安，肝血不足所致的心悸怔忡。

与熟地黄、当归、川芎、枸杞子、白术配伍，可治疗肾阳亏虚，宫冷不孕，崩漏带下。

紫石英还可治疗虚寒咳喘。

值得注意的是，因其属补阳药，其性多燥烈，易助火伤阴，因此阴虚火旺者忌用。

仙鹤草涩，收敛补虚，

出血可止，劳伤能愈。

三七性温，止血行瘀，

消肿定痛，内服外敷。

仙鹤草为收敛止血药，性平，味苦涩，归心、肝经，具有收敛止血，截疟止痢，解毒补虚的功效。

因其药性平和，大凡出血而无瘀滞者，无论寒热虚实，均可配伍使用，还可治疗疟疾寒热，久泻久痢，痈肿疮毒，阴痒带下。

与红枣煎服，可治疗劳力过度所致的脱力劳伤证，因此又俗称为脱力草。

三七为化瘀止血药，性温，味甘微苦，归肝、胃经，功可散瘀止血，消肿定痛。具有止血不留瘀血，行瘀不伤新血的特点，为止血要药，人体内外各种出血，无论有无瘀滞都可使用。

因其还具有补虚强壮的作用，在民间可用于治疗虚损劳伤。

三七化瘀止血效果好，但孕妇慎用。

先生为了体验足底反射疗法的效果（其实他是为了试探我的技术如何，我还能不知道他心里的小算盘），恳求我帮他按摩足底。

于是我亮出诊疗棒，在他的足部胸腰椎段反射区域点按起来。我用力稍大，痛得他哇哇大叫。

我煞有介事地说："不通则痛，说明你腰椎不好，经络不通，要再多按按，按通后就不会痛了。"

先生被我点按了一会儿，就开始自己抱着足板按，自己动手，身心舒坦。

他看了我的诊疗棒说："我可以纯手工给你打磨一只木制的诊疗棒。"

我用疑惑的语气说："这也行？"

他得意地说："小意思啦，半天就可以完工，要知道，我已经做了好几支木梳送人了，这个不难。"

闺女在一边用拳头捶着他的小腿说："不难不难，老爸说不难就不难。"

我白了闺女一眼说："对你老爸这么有信心，过来，你妈我肩膀痛，过来捏捏。"

邻居大叔过来，说腿痛，有时候膝关节还响。

我把完脉后说："这是因为膝关节里缺"油"，就像你家的单车骑得时间久了，不点油，除了铃铛不响，其他地方都会响，并且踩起来还很费力，我给你开3剂中药吧。"

大叔说："马上就过年了，吃什么中药，昨天你婶说，孩子爸爸帮她治好了肩膀痛，让我也来治治腿。"

说了半天，原来不是来找我的。

我叫了半天，没人应声，找不着人。我说："要不找给你按足底吧，也可以治疗腿痛。"

大叔摆摆手，摇摇头走了。

快吃午饭了，先生不知从哪里冒了出来，手里拿着初具雏形的诊疗棒。

下午，我们和公公婆婆到田地里种土豆，女儿在田里跑来跑去，真是一刻也不消停。

先生挥着锄头说："看来这锄土的功夫比不上你呀。"

我得意地说："可不是，以后要多下田做事。"

婆婆笑了："以后在城里买房就不用种田了。"

先生说："现在乡下空气清新，泉水甘甜，种出来的蔬菜都是无农药的，挺好。"

我赞同他的说法，婆婆说以前只想让孩子在城里安家，你们却只想待在乡下。

公公却说会尊重我们的想法。

开好沟渠，把土豆种在地里，边上撒上一圈陈石灰，防止虫子啃食土豆。盖好土，忙完后回到家。

邻居们都在门口候着，说是想让先生帮忙通经络。好吧，我是来打酱油的。

让他通经络，好歹也得让我把把脉吧。

农村老人多以颈肩腰腿痛，睡不好为主，他为患者循经治疗，我则先给他们把疼痛处的皮肤用空心掌拍红，然后均匀喷涂云南白药。

都是乡里乡亲，我们不在家，父母与邻居们相互照应，因此为他们治疗都是免费的。

老师常说，帮助别人，其实也是在提升自己的能力。

晚上，先生还在手工打磨诊疗棒。一根茶树棒，一把小刀，一张砂纸，茶树棒经过小刀地不断雕琢，慢慢打造成我所需要的成品……

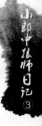

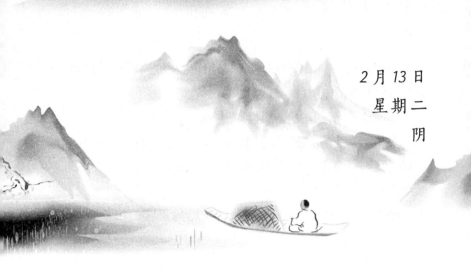

# 101.
## 百草霜、降香、川芎、月季花

清朝蒲松龄在《聊斋志异》中写过一句话：书痴者文必工，艺痴者技必良。

意思是，一个喜欢读书的人，提笔就能写出优美的文章，一个对技艺痴迷的人，他的技术必定是非常精湛的。

任何的成功都源自于对其的挚爱，所以说，兴趣是最好的老师。

百草霜温，止血功良，

化积止泻，外用疗疮。

百草霜性温，味辛，具有止血的功效，用于吐衄下血及外伤出血，还可以化积止泻。

与焦三仙配伍，可化小儿食积。

与黄连、木香配伍，可治疗血痢不止。

与硼砂为散，吹入喉中，可治疗咽喉口舌生疮。

降香性温，止血行瘀，

辟恶降气，胀痛皆除。

降香性温，味辛，具有气香辛散，温通行滞的功效，归肝、脾经，其色紫入血，可化瘀止血，治疗吐血，衄血，外伤出血等。

质重可降气，用于治疗肝郁胁痛，胸痹刺痛，跌仆伤痛。

气味芳香，可降气辟秽，和中止呕，用于治疗秽浊内阻，呕吐腹痛。

川芎辛温，活血通经，

除寒行气，散风止痛。

川芎上行头目，下行血海，旁开郁结，性温，味辛，辛散善行，既入血分，又入气分，归肝、胆、心包经，为血中之气药。

李时珍谓其能行血中气滞，气中血滞，故专治一身上下诸痛。故气血瘀滞所致身体各部位疼痛，不管是内外科，还是妇儿伤科，都可以使用。

药是好药，但因其辛温升散，所以凡阴虚火旺，舌红口干、多汗、月经过多及出血性疾病，不宜使用。

月季花温，调经宜服，

瘰疬可治，又消肿毒。

月季花为活血调经药，性温，味甘，归肝经，具有活血调经，疏肝解郁的功效，可治疗肝郁不舒，月经不调，痛经闭经，胸胁胀痛等。

鲜品捣烂外敷或煎汤内服，可治疗跌打损伤，痈疽肿毒，瘰疬。

虽然是花，但用量不宜过大，多服或久服可引起腹痛腹泻，故孕妇慎用。

早饭时婆婆说马上就要过年了，把家门口鱼塘的水放掉，把鱼抓上来，过年要用，鱼塘的淤泥也要铲上岸，水太浅，养不了大鱼。

吃完饭，公公忙着接线抽水。先生一溜烟就不见了人影，我还在洗碗，又有邻居过来了，见我们都在忙，没吭声。

我河东狮吼一声先生，他急忙应声而出，手里拿着制好的诊疗棒，说："好了，制好了，到时在网上找一个你喜欢的"丁"字样式，篆刻上去，抹上油，就是你专属的诊疗棒了。"

我擦了擦手上的水，接过来看，和老师送给我的诊疗棒一样，不过手上这个是木制的。

我忍不住夸道："不错，制作得挺好，那边辉叔在等你。"

先生又忙活起来。

燕姐领着小孩过来说："孩子不吃饭，也没精神，你给看看是不是生病了。"

我问："是不是最近总吃零食？过年了，家里买了各种各样好吃的零食，小孩子不懂得节制，吃太多了，胃消化不了。"

燕姐说："是这个理，我们大人都忙自己的事，孩子不吃饭也没太在意，肯定吃了不少的零食。"

我看了看孩子舌苔，舌根部苔白腻。

本想说把零食收起来，饿饿孩子，觉得这话有点不现实，现在的父母、祖辈哪舍得饿孩子，哪会把零食藏起来？生怕孩子吃不够，吃不饱。

我说："要不这样，这两天晚上给孩子煮点稀饭，再去药店买点焦三仙煮水给孩子服用，只要孩子肠胃里的积滞排出体外，就没事了。还有要吃清淡点，减轻肠胃负担，有利于肠胃功能的恢复。"

燕姐听后，点头说："用不用让你先生给按按。"

先生说："不用，不用，清淡饮食，用焦三仙煮水喝就行了。"

我想了想，便让孩子躺在沙发上，用手掌贴在孩子肚脐处，顺时针揉了起来。孩子倒是很配合，一声不吭，一动也不动。

大约二十分钟后，孩子吵着说要去大便。燕姐把孩子送到厕所，过来说："你太厉害了，孩子三天没大便了，被你这么一揉就解出大便了，是不是不用吃药了？"

我点点头说："不用吃药，但也不要给孩子太多零食，晚上可以吃稀饭。"

燕姐连连点头说："知道，知道。我腿痛，顺便也帮我治治吧。"

我问："是不是天气变冷就加重？"

燕姐摇头说："以前摔过跤，伤到过膝盖。"

于是我用手帮她把膝盖周围的肌肉揉了揉，又拍了拍，喷了些云南白药，说："这只能暂时帮你缓解疼痛，如果想要痊愈，就得吃一些活血化瘀的药，你自己可以买一支这样的喷剂，痛时喷上一些可以止痛。"

农村人一听要吃药，心里就有些不乐意，宁愿强忍着疼痛。看来要想在这里普及中药治病，还需要时间。

过后，我跟先生提起中药治病的事，他却认为是患者对医者的信赖度问题，说我现在还太年轻，不容易使人信服，人

家吃中药都是找有山羊胡子的老中医。

我听后恍然大悟，却又感无奈。

先生安慰我说，革命尚未成功，同志还需努力。走，抓鱼铲泥去。

婆婆一听我也要下塘铲泥，不肯，说别把我衣服弄脏了。

我把羽绒服脱下，接过先生帮我找的旧衣，穿上套鞋，下到田塘去铲淤泥。

闺女在鱼缸边拿树枝玩鱼，鱼甩动尾巴把水溅了出来……

淤泥里有泥鳅，先生边铲边捉泥鳅。

我说："你现在捉泥鳅，我等会放泥鳅。"

他听后有点不乐意地说："这些泥鳅本就为我们而生，又不经常吃。"

我说："鱼生痰，肉生火。"

他说："又不经常吃。"

我说："吃了这些鱼肉会长痘。"

他说："我又不经常吃。"

我……

先生铲完泥，就把捉的泥鳅藏了起来，生怕我会放掉他抓的泥鳅，看在他给我制作诊疗棒辛苦两三天的份上，就他让吃吧。

下午，先生又拿着茶树在削。

我问："你又做什么呢？"

他说："给你做一个木簪，到时你可以拿它给患者按摩头部，有醒脑的功效，另外还可以用它做脸，有瘦脸，容光焕发的功效。"

我说："说得这么好，真有这么大的功效？"

他说:"实践出真知,这个木簪我做了好几个送人,效果不错,效果好我才做给你的。"

我说:"你就直说你喜欢做这些保健工具就好了嘛,为什么要夸大功效呢。"

他笑了笑说:"看着自己纯手工打造出来的成品,特别有成就感,以后有机会我要亲手打造自己的家具。"

我说:"你真是屈才了。"

愿时间不会改变先生的兴趣。

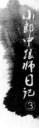

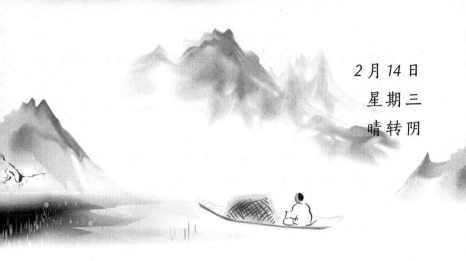

## 102.
## 刘寄奴、自然铜、皂角刺、虻虫

清晨，我默读着方剂数字歌：

独参汤滋补元气，二陈汤胃病适宜。

三仙丹癣癞可医，四物汤芎归芍地。

五核汤膀胱疝气……

先生说："今天爸要去山里挖冬笋，你去不去？"

我说："不去，挖冬笋不好玩。"

"山里有各种草药，有钩藤、猕猴桃根、麦冬，还是野生的，说不准还能见到野鸡、兔子什么的，听妈妈说还有野猪。"

我说："野猪太猛了，伤到人怎么办？"

"小野猪，不用怕。"

闺女一听，来兴趣了，缠着她爸爸非得把她带上。

先生看了我一眼说："不行，太危险了。"

我说："可以带你去，不过我们得约法四章。第一，不准让我们背你。第二，遇到困难不许哭。第三，在大山里不许乱跑。第四，不准拖我们的后腿。"

闺女扭头便走。

我叫住她："干啥去？"

女儿说："找我的水壶装水去。"

真是人小鬼大，为母还真有点降不住她。

刘寄奴苦，温通行瘀，

消胀定痛，止血外敷。

自然铜辛，接骨续筋，

既散瘀血，又善止痛。

此二药同属活血疗伤药。

刘寄奴性温，味苦，归心、肝、脾经，具有散瘀止痛，疗伤止血的功效。

与骨碎补、延胡索煎汤，加酒或童便服，可治疗跌仆折伤肿痛，还可破血通经，治疗妇女瘀血阻滞的月经不通，产后腹痛等。

研粉外敷，可治疗创伤出血疼痛、烧烫伤等。

自然铜性平，味辛，归肝经，可散瘀止痛，续筋接骨，为伤科的要药。

与当归、乳香、没药、羌活配伍，可治疗跌打损伤，瘀血肿痛。

皂角刺温，消肿排脓，

疮癣瘙痒，乳汁不通。

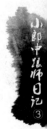

皂角刺性温，味辛，归肝、胃经，擅于攻散，有消肿托毒，排脓杀虫的功效，可用于痈疽初起，或脓成不溃等症（未成脓的可消散，已成脓的可促进早溃）。

还可通乳，治疗乳痈乳汁不通。

与郁金、大黄、朴硝、大风子油配伍外用，可治疗麻风、癣疥。

虻虫微寒，逐瘀散结。

癥瘕蓄血，药性猛烈。

虻虫为破血消癥药，为血肉有情之品，药力竣猛，有小毒，归肝经，具有破血逐瘀，散积消癥的功效。

常与水蛭、土鳖虫、桃仁、大黄同用，治疗瘀血凝结，经闭癥瘕，蓄血发狂，跌仆损伤，瘀血肿痛等症。

因药性猛烈，不宜久用。无瘀血积聚者不能用，且体虚腹泻者及孕妇禁用。

早饭时我跟婆婆说要去山里挖笋，婆婆又不同意，一听带闺女去，更加不肯，说山里危险，有野猪，怕磕到碰到伤到。

先生向婆婆做了保证才放行。我们带着挖笋工具、干粮、水出发。邻居家的大白（女儿给狗起的名字）也摇着尾巴跑在前面。

冬天，山中有些萧条，但仍可见四季常青的松柏，房前屋后的竹也很平常，红豆杉正挂着果实，路边长着比人还高的茅根。

先生跟在他父亲后面健步如飞，女儿则小跑，嘴里还喊着："爸爸，等等我……"他只得放慢脚步。

在这大山里，竹林最多，冬天有冬笋，春天有春笋，五月份的时候有红壳笋。

春笋比较大，味道略差点，长大则成竹。红壳笋比较鲜嫩，易于寻找。找寻冬笋是一个技术活，只有经验丰富的山里人，才能在土里找到未出土的笋。冬笋冒尖出土，意味着老了，口感不好。

树林里真有钩藤及不知名的带刺藤条。我借机向女儿普及草药知识，女儿却跟着先生穿过荆棘，找冬笋去了。

罢了，兴趣这事急不来，需要慢慢地引导。

自家竹林里的笋被人挖走了，于是便在其他竹林寻找。山里人挖笋凭的是技术，不会在意竹林是谁家的，只要不刻意破坏或过度砍伐竹子，都没多大关系。

走走瞧瞧挖挖，收获不小，二三十个冬笋从泥巴里被寻了出来。女儿跑上跑下，不知疲倦。

先生说："根据以前的经验，挖冬笋就像中医的四诊合参，望闻问切都需要用到。

望，是指望脚下的泥土，土底下长有笋，泥巴会比较松软，老竹根附近会有裂痕。闻，是指用锄头或脚跺泥土，发出的声音会不一样。"

我说："那问和切呢，难不成对着老竹问冬笋在哪里，再在竹的某一处去切其竹脉？"

先生白了我一眼说："你如果有通植物的神功，也未尝不可去问竹、切竹脉，这里的问和切还是通过对整片竹林生长的观察。"

我站在偌大的竹林，巡视了一番，未发现任何异样。倒是看见女儿蹲在一棵树下发呆，我走过去一看，原来是有一根长藤，藤上长着脚，一簇有五个，大小不一，绕着高大的

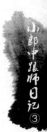

竹向上攀爬。

女儿惊奇地说："妈，这藤长着吸盘，粘在竹身上，还挺牢固的。"

我用手指勾了勾藤，确实挺牢固，叶子虽然枯萎了，生命力却仍顽强，植物有植物的活法。

被砍过的竹有一截留在土里，竹墩上面布满了青苔，稍用力一踩，竹就像朽木一样碎了。

万物生长靠泥土，而结束也复归于土。

下山时女儿飞跑到前面，脚下一滑，身子被树根卡住，整个人都被吓懵了。她老爸拎起她，居然没哭。

在山上也没看到传说中的野猪、野鸡，大概是冬眠去了。

饭桌上女儿边打瞌睡边用勺把饭往嘴里送，今天真是跑累了。

我路过窗台时，发现骨碎补不见了。先生说："我拿给喜叔治牙痛去了，你不是说过它可以治疗肾虚牙齿绵绵痛吗，我们这里有就全部拿给他煮水喝了。"

我问效果怎么样？

他努努嘴说："没看见饭吃得正香吗……"

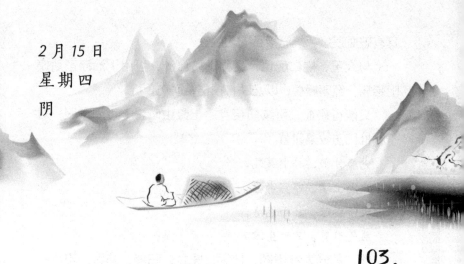

2月15日
星期四
阴

## 103.
## 土鳖虫、党参、太子参、鸡血藤

今天是年前的最后一天。往年的今天，我都是在病房里穿梭度过。所以，当以前的同事跟我说，你经历着的每一个平凡日子，都是我眼中的奢望。

我理解她对我说此话的心情，每一个行业都有其中的无奈。假如有一天厌倦了，那就选择改变，趁着年轻还有能力去改变。

䗪虫咸寒，行瘀通经，

破癥消癥，接骨续筋。

䗪虫，又称土鳖虫、土元，喜欢在泥巴里住着。现在有很多人工饲养的，曾经我也有养土鳖虫致富的想法。

其性寒，味咸，有小毒，归肝经，咸入血，能软坚散结，具有破血逐瘀，续筋接骨的功效。

与大黄、桃仁配伍，又称下瘀血汤，可用于治疗产后瘀阻腹痛，经闭癥瘕，以及跌打损伤，筋伤骨折。

又能行瘀血，可续筋接骨。土鳖虫研粉，黄酒送服，对于腰椎扭伤效果显著。

党参甘平，补中益气，

止渴生津，邪实者忌。

太子参凉，补而能清，

益气养胃，又可生津。

此二药同为补虚药，性平，味甘，归脾、肺经，均可补益脾肺之气，生津止渴，用于治疗脾气不足的倦怠乏力，食少便溏，肺气虚弱的咳嗽，短气喘促，自汗脉虚等。

不同之处在于党参为补中益气的良药，多用于脾胃虚，中气不足，肺气亏虚，气津两伤，以及气虚外感，正虚邪实者。

而太子参为气阴双补之品，可益脾肺之气，补脾肺之阴，用于气阴不足之轻证，且火不盛者。小儿多用。

鸡血藤温，血虚宜用，

月经不调，麻木酸痛。

鸡血藤性温，味苦甘，归肝、肾经，甘可补，苦能泻，温则通，因此本品有调经止痛，活血补血，舒筋活络的功效，可治疗血虚萎黄，月经不调，痛经闭经，以及风湿痹痛，肢体麻木，腰膝酸痛等。

现代研究表明，鸡血藤有抑制血小板聚集，降低胆固醇，补血，抗感染，增强子宫收缩等作用。

新年新气象，经过这两天的打扫，家里焕然一新。先生张罗着贴对联，女儿拿着存放了两天的烟花玩耍。

餐桌上有鱼有肉，有新鲜出炉的冬笋，柴火灶里还有掩灰待熟的地瓜。望着一桌子的肉，我忽然想起了鸡内金。吃完饭便拉着先生去邻居家收鸡内金。

山里人淳朴，一听说我要鸡内金，便从窗台上、灶边上，把晾晒的鸡内金、鸭内金免费送给我。

女儿提着鸡内金袋子，不停地问："妈，你收这个做什么呀？"

先生说："这是中药，可以治病。"

女儿哦了一声，指着路边长的野草问："这也是中药吗，可以治病吗？"

先生说："这是野草，可以喂牛、喂猪。"

顿了顿又问："鸡内金有什么药用价值，说说呗。"

我清了清嗓子说："凡动物弱于齿者，必强于胃。你看鸡鸭鹅，它们没有牙齿，一啄到食物直接便进入胃里，说明它们的胃功能好。

鸡内金是鸡胃的砂囊内膜，色纯黄似金，善于消化各种积硬坚聚。鸡经常啄食沙子，以助磨化食物，沙石硬块都可消磨，足见鸡胃的强悍。

因此，鸡内金进入人体，可消一切脏腑积滞。

另外，鸡的小便和大便一起走谷道出来，说明它具有涩精止遗的功效。

鸡内金还可以治疗泌尿系统结石。

《医学衷中参西录》记载，沈阳龚某，三十岁，胃脘有硬物堵塞多年，饮食日渐减少，不能下行。

张锡纯就用鸡内金一两，生酒曲五钱。服药数剂后，硬

物全消，这足以说明鸡内金消异物功能的强大。

像有些小孩，晚上睡觉遗尿，也可以用鸡内金治疗，特别是山里养的走地鸡，效果更好。"

先生点点头，闺女似懂非懂，只知道这是药，可以治病。不过没关系，等她再长大一点，就会明白的。

转了一圈，收集了一些或干或湿的鸡内金。

婆婆有些责备先生，说大过年的，到人家家里收集鸡内金，有点不像话。但说归说，仍然把湿的鸡内金挑出来，放在灶边焙干备用。

父母都是这样，一边责备子女不懂事，一边默默无言地帮子女减轻负担……

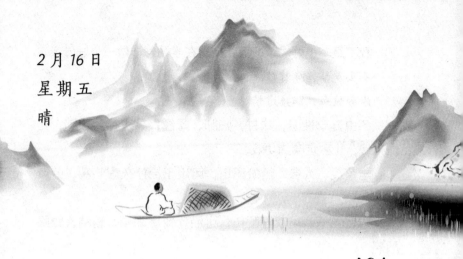

2月16日
星期五
晴

## 104.
## 冬虫夏草、锁阳、葫芦巴、杜仲

老师讲，桑条从小教，大了教不直。

就是说，一棵小树，如果树枝弯了，就要立马帮它扶正，等它长大了，再去扶正，说不准就会扶断。

孩子在成长的过程中难免会犯错误，我们做父母的要允许他犯错误，但要及时地帮他指正错误。如果犯错，听之任之，等大了再想着帮助他，那就晚了。

现代社会为什么会有这么多的叛逆少年？很多时候不是孩子们的错，而是父母忙于工作，忙于事业，没有及时正确的引导。

让孩子独自面对所有的一切，终有一天孩子的小宇宙会爆发。而此时父母会发现自己已无能为力……

我不是一个好母亲，但我一直在学习怎样做一个好母亲。

冬虫夏草，味甘性温，

虚劳咳血，阳痿遗精。

冬虫夏草性温，味甘，归肺、肾经，具有补肾益肺，止血化痰，止嗽定喘的功效。

与黄芪、人参、蛤蚧配伍，可用于治疗久虚咳喘，劳嗽咳血。

与菟丝子、肉苁蓉配伍，可治疗肾虚阳痿，遗精，腰膝酸痛。

与鸭子同炖，为滋补强壮剂，可治疗体虚自汗畏寒。

有一段时间，由于广告过大的宣传虫草的作用，价格被炒得很高，人们纷纷加入挖掘虫草的队伍。其实不管什么药，都需用平常心对待。

老师常说，若你脾胃运化功能好，吃饭、喝水都是补药。若脾胃不好，就算是吃人参、灵芝，也会堵在身体里，变成毒药。

锁阳甘温，壮阳补精，

润燥通便，强骨养筋。

锁阳归肝、肾、大肠经，具有补肾阳，益精血，润肠通便的功效，用于肾虚之阳痿遗精，筋骨痿弱，腰膝无力。

与火麻仁、柏子仁、肉苁蓉配伍，可治疗中老年人肠燥便秘。

注意，阴虚阳亢，脾虚泄泻，实热便秘者，不宜服用。

葫芦巴温，逐冷壮阳，

寒疝腹痛，脚气宜尝。

葫芦巴归肾经，有温肾助阳，祛寒止痛的功效，用于治疗肾阳不足，下焦虚冷，精冷囊湿。

与川楝子、小茴香、荔枝核、吴茱萸配伍，可治疗寒凝气滞的腹胁胀痛，寒疝少腹痛，还可治疗寒湿脚气。

**杜仲甘温，腰痛脚弱，**

**阳痿尿频，安胎良药。**

杜仲归肝、肾经，可补肝肾，强筋骨，安胎，用于治疗肝肾不足，腰膝酸痛，阳痿尿频，头昏目眩。

与续断、枸脊、阿胶、艾叶配伍，称为补肾安胎饮，用于治疗肾脏虚寒，胎动不安，以及习惯性流产。

傅青主喜欢用炒过的杜仲治疗妇科各种疾病，其原因是炒过的杜仲破坏了胶质，更有利于有效成分的煎出。

由于杜仲属温补之品，故阴虚火旺者慎用。

立春之后青蛙最早从冬眠中苏醒过来。大山里，最多见的便是癞蛤蟆。古人讲，癞蛤蟆想吃天鹅肉。说明一定要有梦想，万一实现了呢？

癞蛤蟆又称蟾蜍，是一味中药。老师写的《跟诊日记》里有用蛤蟆墨治疗带状疱疹的记载。蟾皮有清热解毒，利水消胀的功效，用于治疗痈疽疮毒，疳积腹胀，瘰疬肿瘤等。

蟾酥可解毒止痛，开窍醒神。

苏醒后的蛤蟆，忙着繁殖，于是不知天高地厚地跑到马路上来，结果纷纷中招被来往的车辆轧死。场面有些惨不忍睹，我叹了一口气，造物主给了它生命，难道就是用来被轧的吗？

先生说我想多了，然后在路边找了一根树枝，把轧得五脏六腑都不忍直视的蛤蟆挑到了路边，用干枯的树叶掩盖起来。本想挖坑埋上的，但无工具。

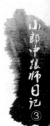

先生说每年的这个时候都会有大量的蛤蟆跑到路上来，或许是闪烁的车灯对它有巨大的吸引力。

对灯光的追求，也是一种错吗？

女儿也学着大人的模样，小心翼翼地把蛤蟆挑到路边，用树叶掩埋起来。

我趁机对女儿说："外婆家在国道旁，车多人多，我最担心的便是安全问题，你一个人千万不可过马路，知道吗？如果想找小朋友一起玩，一定要有大人送你过马路知道吗？"

女儿说："好，知道，但是哥哥在朋友家玩，总不带我去。"

我说："没关系呀，你可以找你的朋友玩啊。还有不要吃陌生人给你的糖果，因为糖果有可能有毒，你吃后就会被坏人抱走，以后再也见不到爸妈了。"

女儿说："那可以见到哥哥吗？"

我说："见不到。爸爸妈妈的电话号码是多少，还记得吗？"

女儿说："不记得。"

我说："151……"

反复让女儿跟着我念了几遍，她还是记不住，我有些着急。

先生则说："记不住就记不住，慢慢来。"

说完用一根小木棍在地上摆了一个1字，让女儿认。

女儿看了一眼，手里扔挑着蛤蟆，轻描淡写地说："你以为我1都不认识吗？"

先生呵呵地笑了，直夸女儿聪明，接着又用树枝摆出数字5。

女儿却说，这是2，2像小鸭水里游。

我提示她再仔细看看。

女儿说："我仔细看了，是鸭子倒过来了，她在水里抓鱼呢！"

好吧，五岁了，还理直气壮地把5说成是在水里抓鱼的鸭子。我们做父母的要面壁思过了。

作为孩子的父母，我们从不要求女儿能够记多少词语、数字、拼音，我们只希望她能够快乐健康成长。输在起跑线上没关系，只要能够赢在终点，就是我们最大的成就。

下午，村里要龙灯，敲锣打鼓，甚是热闹。

小孩子跟在后面蹦蹦跳跳，闺女吵着也要去，我不同意，说万一被人抱走了怎么办？

闺女急了说："我可以打爸爸电话。"说完，毫不打顿地把号码背了出来。

上午教了大半天，没记住，下午要去玩，却可以背出来。看来真是可以"急中生智"。

先生见后，也大感奇怪，于是带她去玩。

孩子的成长需要时间，做父母的不用着急，该会的，时间到了，自然而然地就会了。

当然在一些大是大非的问题上，错了的，需要父母及时的正确引导，不至于让孩子的人生道路走偏。

231

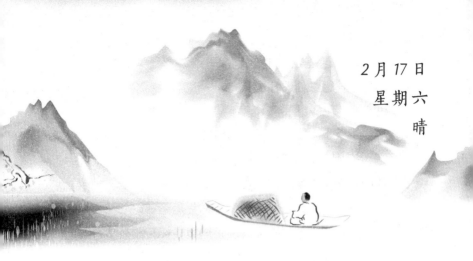

# 105.
## 沙苑子、玉竹、鸡子黄，谷芽

沙苑子温，补肾固精，

养肝明目，并治尿频。

沙苑子性温，味甘，归肝、肾经，具有补肾助阳，固精缩尿的功效。

与龙骨、牡蛎、莲须、芡实、莲子粉配伍，称为金锁固精丸，用于治疗肾虚不固，遗精尿频。

与枸杞、菊花、山茱萸、生地黄、熟地黄、菟丝子、石决明同用，可治疗肝肾两亏，头晕眼花，目暗不明。

玉竹微寒，养阴生津，

燥热咳嗽，烦渴皆平。

玉竹性微寒，味甘，甘寒养阴，质润除燥，归肺、胃经，具有养阴润肺，生津止渴的功效。凡是肺热的燥咳，或胃热的烦渴，服之都有效。

沙参麦冬汤，由沙参、麦冬、天花粉、玉竹、生扁豆、生甘草、冬桑叶组成，用于治疗热病后期肺胃伤阴，津液亏损。

现代研究表明，玉竹具有强心，升压，降血脂，降血糖的功效，还可抗氧化，抗衰老。

鸡子黄甘，善补阴虚，

除烦止呕，疗疮熬涂。

鸡子黄就是鸡蛋黄，乃血肉有情之品，有滋补肾阴，养血息风，宁心安神的功效，可治疗热病伤阴，心烦不寐，真阴欲竭，虚风内动，以及胃逆呕吐，虚劳吐血，热疮湿疹等。

若把熟蛋黄放锅内用小火焙，待出油，外涂，可治疗小儿头疮，热疮，湿疹和烫火伤，效果显著。

谷芽甘平，养胃健脾，

饮食停滞，并治不饥。

谷芽归脾、胃经，具有消食养胃，健脾的功效。与白术、砂仁、甘草同用，用于治疗脾胃虚弱，谷食停滞，腹胀，口臭，不饥食少等症。

炒谷芽偏于消食，用于不饥食少。炒焦善化积滞，生用则长于和中。

谷芽含淀粉、蛋白质、脂肪、维生素 B，可增进食欲。

平常，先生宁愿吃泡面，也不愿动手做饭，唯独今天例外。今天是新春初二，我们这里的传统就是初二早上必须由男主人下厨做一顿饭供家人享用，尽管盐和味精多了点，我们也不计较。

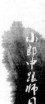

吃完饭，先生说："一天不练手脚慢，两天不练丢一半，三天不练门外汉，四天不练瞪眼看。来，让我帮你松解一下你那僵硬的肩膀。"

我白了他一眼说："你就直说三天不练手生就好，哪那么多话？"

先生用他的虎钳手掌在我肩膀上点按，痛得我龇牙咧嘴。我咬着牙说，不带这么打击报复的。

先生边按边说："都是学医的，还不懂'不通则痛'这句话吗？你右手经常拿笔写字，不痛才怪呢，现在试试肩膀是不是好很多了？"

我不得不承认点头。

女儿从外面惊慌失措地跑回来说："妈，不得了，不得了，发哥哥流鼻血了。"

我一听，立马站了起来，走去看看。

刚出门就见隔壁婶领着他儿子发仔过来了，鼻子里不停地滴出血来。

我摸了一下他的脉，脉洪实有力，血色鲜红，我大脑不停地想着该用什么药止血才好，突然想到实则泄之。

《药性赋》上讲，藕节消瘀血而止吐衄，可现在哪里找藕节？

栀子呢？不也可凉心肾，鼻衄最宜吗？可是现在过节，药房不一定开门。

茅根止血与吐衄，石苇通淋与小肠……

对，山里面最多的就是白茅根。我让患儿他爸赶快去挖新鲜的白茅根。

热则寒之，孩子流鼻血多是由于阳气旺，身体有热，肺胃之气不降，导致血热妄行，从鼻子流出泄热。

先生从厨房端来一盆冷水，在发仔颈部和额头处拍打。发仔的鼻血流得没那么快了，看来有效。

帮忙去挖白茅根的大人还没回，我们先用柴火把水烧开。水开后，茅根也挖回来了。

洗净后把白茅根往锅里一扔，等茅根一沉锅底，立马端开，等白茅根水凉了后让发仔喝下去。

刚喝下去不一会儿，血就止住了，真应了效如桴鼓这四个字。

发婶松了一口气，我们也都松了一口气。

闺女高兴地在我身边跳来跳去："不流鼻血了，发哥哥不流鼻血了。"

众人回家，先生边拖地边说："真看不出白茅根还可以止鼻血。"

我说："可不是，白茅根的作用很大，农场有很多的白茅根，老师会拿它治疗肾炎患者的乳糜尿，知道什么叫乳糜尿吗？"

先生说："就是不正常的尿呗。"

我说："就是小便浑浊，如同脂膏，似米泔水，甚至有时候稠浊如絮。用白茅根50～100克，车前草30～50克煎水服用，配合肾气丸效果很好，单用白茅根一大把煮水也有效。"

先生说："你老师知道的治病方法好多呀。"

我说："可不是，老师常说见病不能治，皆因少读书。"

先生说："所以呢？"

我说："拖完地去看书呗，万一下次碰到不是流鼻血，而是口中吐血，就不至于惊慌失措了。其实治疗鼻出血的方法有

235

很多，老师讲过可以用泻心汤，用新鲜的藕节也行，用龙眼树根配盐腌过三天的猪肉效果也很好，另外，用白茅根配竹茹也可立马止鼻血……

但不管用什么方法，鼻血也要分清虚实寒热。如果是饮食停滞在胃不消化，或因凉而胃气不降，脉虚濡而迟，就得用张锡纯的温降汤了。你知道温降汤吗？"

先生说不知道。

我说："白术、清半夏、山药、杭芍、川厚朴、干姜、生赭石、生姜，这就是温降汤，可温补开通，降胃气，从而达到止鼻血的作用。"

先生说："你懂得也挺多啊。"

我说："所以呢？"

先生说："我去看书了！"

……

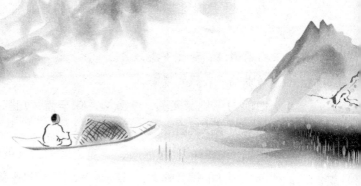

## 106.
## 白前、胖大海、海浮石、昆布

贴地粘泥退肿红，方枝生毛能消风。

尖叶生刺除积痛，枝红肉黄活血通。

中空草木可治风，叶枝相对治见红。

叶边有刺皆消肿……

闺女说："妈，你又在念咒语了？"

我说："是啊，把这些咒语都记住，就可以治疗疾病了，就像昨天发哥哥出鼻血，妈妈用白茅根就把他的鼻血止住了，神奇吧？"

闺女说："是挺神奇的，可是你在念完咒语之后没变身就把血给止住了。"

我想了想说："这就是中药的厉害之处呀，不用变身就可治好病。"

女儿想了想觉得有道理，便说："妈，你也教我念咒语吧！"

> 白前微温，降气下痰，
>
> 咳嗽喘满，服之皆安。

白前为温化寒痰药，性微温，味辛苦，归肺经。辛能行散，苦能泻降，具有降气消痰止咳之功。

白前汤由白前、海浮石、半夏、紫菀、大戟组成，用于治疗肺气壅实的痰多咳嗽，气喘胸满，喉中痰鸣等症。

偏热者，可配伍桑白皮、地骨皮、茯苓。

与荆芥、橘皮、紫菀、桔梗、百部、甘草合用，可治疗新久咳嗽。

> 胖大海淡，清热开肺，
>
> 咳嗽咽疼，音哑便秘。

胖大海性寒，味甘，归肺、大肠经，具有清热润肺，利咽开音的功效，还可润肠通便，用于治疗热结便秘，头痛，目赤。

与蝉蜕配伍，可治疗肺热闭郁，音哑，咽痛。

> 海浮石咸，清肺软坚，
>
> 痰热喘咳，瘰疬能痊。

海浮石归肺、肾经，性寒，味咸，咸能软坚，寒可清热，具有清肺化痰，软坚散结的功效，可治疗肺热引起的老痰稠黏，咳喘吐血，以及瘰疬痰核。

还可以利尿通淋，治疗血淋，石淋，小便涩痛。

现代研究发现，海浮石为脊突苔虫的骨骼或火山喷发出的岩浆形成的多孔状石块，含有碳酸钙与少量的镁铁。

昆布咸寒，软坚清热，

瘿瘤癥瘕，瘰疬痰核。

昆布为清化热痰药，性寒，味咸，咸善软坚，寒能清热，归肝、胃、肾经，可消痰软坚散结，利水消肿。

昆布丸由昆布、海藻、海蛤壳、通草、羊靥组成，用于治疗瘿瘤。

昆布与荔枝核、橘核同用，可治疗睾丸肿痛，还具有降血压及降低血清胆固醇的功效。

先生觉得诊疗棒的作用很不错，于是又动手削木头，打算再为自己做一个。

婆婆让我们去七大姑八大姨家拜年，都懒得动身。先生说，长大了，过年都没啥年味了。闺女则说，过年好，爸妈可以陪着她。

我听后，蹲下来说："爸爸妈妈现在不能一直陪着你长大，是为了以后有更多的时间陪你，现在爸妈不要求你认多少字，只要你平安健康快乐就行。"

先生走过来说："走，踏青去，带我闺女去认识治疗鼻出血的白茅根，顺便采点骨碎补回来。"

小溪边，溪水清澈见底，我问先生看到了什么？

先生没反应过来。

我说："治病要分寒热阴阳。《素问·阴阳应象大论》曰：'阴阳者，天地之道也，万物之纲纪，变化之父母，生杀之本始，神明之府也。'

这说明了阴阳的重要性，在八纲辨证中，阴阳则包含了寒热表里虚实。阴盛则寒，阳盛则热，阳虚生寒，阴虚生热。

你看溪里的水，现在天气冷，水是清的、温的，而在夏

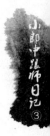

天天气热时，水是浑浊的、清凉的。人体也一样，知道为什么古人讲冬吃萝卜夏吃姜吗？"

先生说："夏天阳气向上向外散发，因此天气炎热。人体也一样，体内的阳气少了，就应该吃些生姜，温胃健脾。而冬天情况正好相反，阳气向里向内，处于收藏状态，身体里的阳气积多，在外在的阳气虚少，胃中烦热，因此要吃些萝卜清解积热。"

我点点头，女儿却说："奶奶做的萝卜好吃，酸酸甜甜的。"

先生问："为什么用白茅根可以治疗乳糜尿？"

我说："乳糜尿多见于肾炎患者，炎由两个火组成，热之极便是火，肾藏精，主生殖，纳气，主水，司二阴。就像锅里的沸水要凉下来，第一要釜底抽薪，第二要降金生水。"

张锡纯《医学衷中参西录》讲，白茅根其味甘性凉，中空有节，最善透发脏腑郁热，统体玲珑，善利小便，淋涩，色白中空，入肺清热，以宁嗽定喘，味甘，鲜者嚼之多液，能入胃滋阴以生津止渴。

白茅根有降金生水的作用，通过利小便，又有釜底抽薪之功。这仅代表我的个人看法。

先生问："为什么有肾炎？"

我说："一个人之所以会生病，不外乎外感与内伤。外感是指六淫，包括风寒暑湿燥火。内伤则是七情，喜怒忧思悲恐惊，此外还有饮食失宜，劳逸过度等。

人在正气足时，外感六淫不会生病，单一内伤七情也不会生病。就怕人正气虚弱，外感六淫，加上饮食过饱、七情内伤。就像炸药包上的导火线，一见火，炸药包必会爆炸。

若人感受风寒后，如果再过饱、生气，身体必然会生病，不信的话，你可以试试。"

先生想了想说："这就是治病必求于本吗？"

我说："是啊，治病就要从根本出发，节饮食，戒嗔怒，慎风寒，惜精神。"

明天要回娘家拜年，中午婆婆准备了一桌大鱼大肉。先生不停地夸婆婆青菜炒得味道好，婆婆夹肉给闺女，闺女说肉肉不好吃，要吃青菜。

下午又有两三个邻居来找先生通经络，我给他们把脉，又开了中药，以防万一。

都是以四逆散为底方，加减颈三药（葛根、丹参、川芎），腰三药（黄芪、杜仲、枸杞子），陈皮、炒麦芽等。

王清任在《医林改错》中说：周身之气，通而不滞，血活而不流瘀，气通血活，何患疾病不愈。

我问先生给疼痛患者疏通经络，手腕会疼吗？

先生白我一眼："哪像你，三个指头，一张处方就搞定一个患者，实在不济，用药雾喷剂，空心掌拍拍。我手腕劳损是必然的，这也是一个成长的过程。所以你趁现在多给我灌输中医药知识，还有好书都推荐给我，《万病之源》这本书我推荐给了很多客户，都反馈很好。"

我说："我师父写的其他书也很好，通俗易懂，如《任之堂中药讲记》《跟师一日一得：理法方药》《任之堂跟诊日记》等，家里有，你可以自己看，白话文《黄帝内经》《伤寒论》，还有《医学衷中参西录》就不给你推荐了，知道你看到知乎者也头就会疼。"

先生是那种一看书就想睡觉的人，他常说让他看书，不

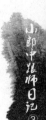

如让他去田里铲两块地。从事经络调理工作后，常会碰到患者问他，为什么会得这种病，为什么疏通经络可以起到保健的效果？

他不得不从书本上寻找答案，有时答不出，就让患者回去看《万病之源》。

职业可以改变一个人，知识可以改变命运。

老师也常说，当你最近运气不好，心中焦虑时，就该静下心来看书了。

我很高兴先生现在能主动要求看书。

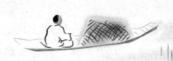

2月19日（雨水）
星期一
阴

107.
## 海蛤壳、海蜇、荸荠、禹余粮

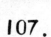

海蛤壳咸，软坚散结，
清肺化痰，利尿止血。

海蛤壳为清化热痰药，性寒，味苦咸，苦可降泄，咸可软坚，寒则清热，归肺、肾、胃经，具有清热化痰，软坚散结，制酸止痛，利尿的功效，用于治疗痰火咳嗽，胸胁疼痛，痰中带血，瘰疬，胃痛吞酸，水气浮肿，小便不利等。

外用可收湿敛疮，治疗湿疹烧烫伤。

入煎剂应先煎，蛤粉包煎，生用宜内服，煅用则可制酸，外用则研极细粉撒布或油调后敷患处。

海蜇味咸，化痰散结，
痰热咳嗽，并消瘰疬。

海蜇性平，味咸，有化痰软坚散结的功效，用于痰多咳嗽和瘰疬痰核。

与荸荠配伍，可治疗痰热咳嗽。

与牡蛎、海藻、昆布配伍，可治疗瘰疬痰核。

荸荠微寒，痰热宜服，

止渴生津，滑肠明目。

荸荠，又称马蹄，像花生一样长在泥土里，冬季采收，味甘，性微寒，有清热化痰，生津止渴，润燥滑肠的功效。

与鲜芦根汁、鲜藕汁、梨汁、麦冬汁共饮，可用于治疗热病津伤烦渴，还可以治疗阴虚肺燥，痰热咳嗽，以及大便燥结不通。

鲜品捣汁沉淀取粉，研细外用，可治疗眼生翳膜，有明目的作用。

禹余粮平，止泻止血。

固涩下焦，泻痢最宜。

禹余粮为敛肺涩肠药，性微寒，味甘涩，归胃、大肠经，可涩肠止泻，收敛止血，止带，用于治疗久泻久痢，便血崩漏。

值得注意的是，孕妇慎用，湿热积滞、泻痢者忌服。

我们午饭会在车上解决，因此婆婆一大早就起床准备饭菜，煮了好几个特别大的鹅蛋，叮嘱我们别落下东西。

行李箱中装的是山里的红壳笋、干地瓜、干花生、黑豆，如果不是我阻止，八成家中的土豆、芋头，也会给我塞上。女儿背起她的小书包，和她妹妹道别。

跟家人团聚的时间总是过得那么快，但请相信，离别是为了更好地团聚！

车还未停稳，我就看见妈妈在路边翘首以待。

妈妈一边接过行李，一边关心地问我们有没有晕车。老爸则点燃了一串鞭炮，欢迎我们回来！

闺女在车上昏昏欲睡，一下车便满血复活，见到外公外婆很高兴，小手握着老爸的大手，叽叽喳喳地说个不停。

坐下后，我问外公的情况如何。

老妈说，精神状况很好，晚上还戴老花镜看《老年人》杂志。

我又问，爸呢？

老爸说天天大鱼大肉吃厌了，最近没吃，牙痛也没复发。

给奶奶拜年，坐了没一会儿，奶奶面容有些痛苦，原来是腰痛，熬药不方便。

先生便坐下来给奶奶按揉双足内侧，他用两拇指指腹一段段地向下向后推。刚开始奶奶脚掌卷屈，不停地往后缩，我让先生由轻到重，逐渐加力。

奶奶身上出了汗，说感觉浑身轻松多了。半小时后，让她站起来扭扭腰。她说好多了。

其实说真的，先生对足底反射疗法不是很熟悉，能够起到缓解疼痛的效果，多半是因为在用心做事，当然也可能是老人家看到孙辈的孝心，心生感动，从而达到缓解疼痛的效果。

245

先生问："为什么每次开处方柴胡只用8～10克？"

我说："中药的剂量不可一概而论，因此古人讲，中药的不传之秘在于剂量。比如柴胡，要看医者想用它来达到什么效果，多用则解表，少用则舒肝。"

以柴胡的常规剂量3～5克来说，可升举阳气，像名方补中益气汤中柴胡的剂量就很小，其用意在于达到升举清阳的功效。

我们常用5～10克的柴胡来疏肝解郁，如部分女性患者容易纠结，导致情志不畅，肝气郁结，胸胁胀痛，乳腺增生。

当然情志不畅不单见于女人，还见于男人、老人。

老师治病，只要在关部有郁脉，就会把逍遥散用上去，或加减变化，都可收到很好的效果。

先生说："这就是中医常说的异病同治吗？生气导致的乳腺增生，头痛呕吐，都可以用逍遥散？"

我说："可以这么说，当柴胡用到10～30克或更多，就有解肌退热的功效，可以治疗外感六淫之邪所致的寒热往来证，如小柴胡汤中柴胡的用量就比较大，其用意就在于透邪外出。"

妇人在来月经时吹风受凉，导致感冒不适，也可以用小柴胡汤。

张仲景用小柴胡汤治疗妇人经期热入血室而致的胡言乱语，精神错乱，还可以治疗咳嗽。

先生说中医中药很有趣。

我说："那是，中医中药有很多起死回生的故事，关键是医者能够统领中药的千军万马。"

《医家座右铭》说：操大权于掌握，时凛我杀我生。三只回春，十全称上……医者用药，关乎人命，不可儿戏！

先生说："你努力学，我在精神上支持你，不，是全力以赴地支持！"

我白了他一眼，还想把他也拉入这个行列呢，看来是想多了。其实当我们用药将人的生命成功挽回时，特别有成就

小郎中浪师日记③

246

感，这种成就感不关乎金钱名利。

　　先生说："我理解，我明白。"

　　我说："等我以后自己有实战经验了再和你分享……"

　　革命尚未成功，同志仍需努力！

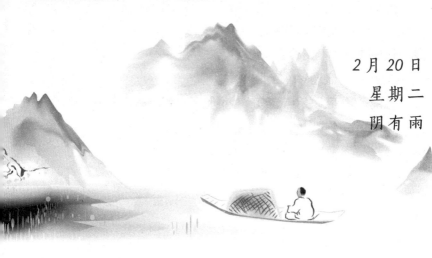

# 108.

# 浮小麦、贯众、南瓜子、铅丹

小麦甘凉，除烦养心，

浮麦止汗，兼治骨蒸。

小麦属于固表止汗药，性凉，味甘，甘补心阴，微寒能清热，归心经，具有固表止汗，益气，除热的功效。

甘麦大枣汤由浮小麦、甘草、大枣组成，用于治疗妇女心阴不足，精神失常，悲伤欲哭的脏躁证。

注意，表邪汗出者忌用。

贯众微寒，解毒清热，

止血杀虫，预防瘟疫。

贯众性微寒，味苦，有小毒，归肝、胃经，具有解毒，清热止血，杀虫的功效，可治疗时疫感冒，风热头痛，瘟毒发斑。

与牛蒡子、连翘、青黛配伍，可治疗痄腮，疮疡肿毒。

配伍四物汤、牡丹皮、地榆、黄柏，可治疗崩漏下血，还可祛除绦虫、蛔虫、蛲虫和钩虫等肠道寄生虫。

杀虫清热解毒宜生用，止血宜炒炭用，因其有小毒，用量不宜过大，服用时忌油腻，脾胃虚寒及孕妇慎用。

南瓜子温，杀虫无毒，

血吸绦蛔，大剂吞服。

南瓜子性平，味甘，归胃、大肠经，不管是绦虫、血吸虫，还是蛔虫、蛲虫，其都具有驱逐作用。

生南瓜子，长期服用可治疗前列腺炎。

铅丹微寒，解毒生肌，

疮疡溃烂，外敷颇宜。

铅丹为拔毒化腐生肌药，性寒，味辛咸，有毒，以外用为主，可拔毒生肌，杀虫止痒。研末撒布或熬膏贴敷，可治疗疮疡溃烂，湿疹，瘙痒疥癣。内服可坠痰镇惊。

与龙骨、牡蛎、大黄、茯苓、柴胡、黄芩、半夏配伍，可治疗肝胆失调，少阳痰热所致的惊悸癫狂。

正吃着午饭，女儿抱着她的娃娃回来了，叫她洗手吃饭，她却说还没忙完。孩子的事情比大人还要多。

看着她从楼上拿着绷带下来，我忍不住问，干什么呢？

女儿说："倩姐姐要抢我娃娃，我不给，结果把娃娃的腿给扯坏了。"

我说："坏了，用针把布缝好就是，拿绷带做什么？"

女儿说："给她包扎呀！"

我说："那也得先吃饭呀！"

女儿说:"不行,等吃完饭娃娃的血就流干了,就会死。"

我说:"谁跟你说的?"

女儿说:"倩姐姐。"说完在布娃娃的腿上缠起绷带来。

孩子在与其他孩子游戏的过程中,学习是最快的。

先生放下碗筷说:"你不先给娃娃缝合,只用绷带扎起来是没有用的。"说完拿针和线把脱线的地方缝上。

言传身教是培养孩子兴趣爱好的最好方法。

我和先生都希望她能走上救死扶伤的路,但如果她自己不愿意,我们也不会强求,只会告诉她做自己最喜欢、最感兴趣的事。

方叔"哎哟"着被搀扶进来,原来是搬重物时扭伤了腰部。先生让他趴在沙发上,然后让我去拿采血针。

我说:"没有采血针,有注射器针头。"

先生说:"可以,拿给我,还有酒精、棉球、纸。"

暴病多实,实则泻之,用针头在扭伤与委中穴处找瘀络,刺络放血。即所谓的"腰背委中求",放完血后,腰痛大大缓解。

我想起以前看过的文章,急性腰扭伤者,可以用土鳖虫研粉,每次5克,黄酒送服。

我交代方叔服用方法,让他自己去药房拿药。方叔连连道谢地走了。

先生说,我们也可以备一些土鳖虫,以备不时之需。

我说:"以后的事情以后说,你要上班,我还要回五经富学习一段时间。"

先生想了想,有道理,于是开始清理垃圾。

学到的理论一定要经过临床实践，积累成自己的治病经验。

农村中最常见的疾病就是腰腿肩痛，除了平时注意养生，也需要中医的各种方法辅助治疗。不管是针、灸、药，还是导引、按摩，都需要有人去做。

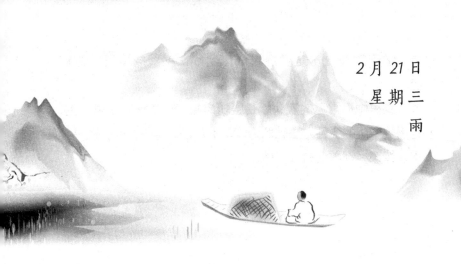

## 109.
## 樟脑、炉甘石、大风子、儿茶

樟脑辛热，开窍杀虫，

理气辟浊，除痒止疼。

樟脑性热，味辛，有毒，归心、脾经，气味芳香，内服有开窍辟秽的作用，可治疗痧胀腹痛，吐泻神昏。

与苦参、黄柏、枯矾、硫黄配伍外用，可治疗疥癣瘙痒，湿疮溃疡。

与酒精配成酊剂外搽，可治疗跌打伤痛。

我以前习惯把樟脑丸放在衣柜里面，可防止衣服被虫蚀。

炉甘石平，去翳明目，

生肌敛疮，燥湿解毒。

炉甘石性平，味甘，归肝、脾经，毒性很大，具有解毒明目，退翳收湿，止痒敛疮的作用，可用于治疗溃疡不敛，脓水淋漓，湿疮瘙痒，翳膜遮睛等。

因其口服后在胃内生成氯化锌，可刺激腐蚀胃肠道，故只适合外用，不做内服。

大风子热，善治麻风，

疥疮梅毒，燥湿杀虫。

大风子性热，味辛，有毒。

与苦参、苍耳子、白花蛇舌草配伍，可治疗麻风，是治疗麻风病的要药。

大风丹由大风子、硫黄、雄黄、枯矾组成，用于治疗皮癣痒疮，梅毒疮。

因其有毒，内服宜慎，不可过量或长期服用，以免中毒，体虚及肝肾功能不全者忌用。

孩儿茶凉，收湿清热，

生肌敛疮，定痛止血。

儿茶性微寒，味苦涩，归心、肺经，苦能燥湿，寒可清热，涩主收敛，具有活血止痛，止血生肌，收湿敛疮，清肺化痰的功效，可用于治疗疮疡不敛，湿疹，湿疮，牙疳，痔疮，跌仆伤痛及肺热咳嗽。

253

名方七厘散由朱砂、乳香、没药、血竭、儿茶、麝香、冰片、红花组成，用于治疗瘀血肿痛，跌仆损伤。

广阔的田野，春意盎然，小草吐出嫩芽，油菜花含苞待放。

先生说虽然下着小雨，但还是想出去踏青。

闺女一听要出门，马上换上她的雨靴，也不管我有没有同意，把我的鞋子也提了过来，让我换上。

走在熟悉的田埂上，呼吸着细雨中的空气，感觉极好。

小河的水依旧不紧不慢平静地流淌着。是谁说过，人不可能两次踏入同一条河流，因为水不一样，你也不一样。

时间在流逝，我们在不断地改变成长。

河岸边长满了野芹菜，曾经这里还有野葡萄、桑椹子，以及婀娜多姿的杨柳。

先生问："今年有什么打算？"

我说："继续前往五经富取经。"

先生问："这次准备去多久？"

我说："一年半载的，也不一定，今年过去会多去临床实践，以前学过的正骨针灸忘得差不多了，到时去临床肯定要用上。"

先生问："《跟师日记》还会继续写下去吗？"

我说："可能不会再写了，会写一些临床用药经验随笔。"

先生说："那些跟随你的忠实粉丝会不会失望？"

我说："不会，因为每一个人都是作者，都有自己的经历，也许他们的生活经历比我还精彩，只要我们肯用心记录生活的点滴。"

先生说："去临床实践，要做病例记录。不用担心，家里有我在，生活经济方面也不用担心，我现在这份工作虽然发不了财，但可保证吃饱。"

闺女举着伞在田埂上跑来跑去，一会儿摘来一朵小花，一会儿又摘来几片艾叶。

我说："花是用来看的，不是用来采的，你看你把花摘下后玩一会儿就丢掉了，多可惜呀，它是有生命的。"

先生说："你会不会把女儿教育得太感性了？"

我说："不会，这是让她知道，不管是动物还是植物，对待生命都要有敬畏之心，当然这里面有对度的把握，而不是走极端。"

春天里的艾一簇簇的，我们这里的艾草可以摘来做艾粑粑。

细雨中的艾草香味更加浓郁，看见认识的蔬菜草药，我会向女儿唠叨两句，以至于她每认识一种新的植物都会问我一句，这是药吗，是可以治病的吗？

中午去外婆家吃饭，先生又帮外公做手法治疗，人若要老，下元先衰。这话一点也没错，外公的脚肿并未复发，但仍不知寒热。我叮嘱外公研的红豆薏米粉，一定要记得吃。

由于外公经常低头做事看书，脖子肩背酸痛，先生用红花油抹后，外公说舒服多了。

人可以什么都没有，但千万别有病。可是人吃五谷杂粮、大鱼大肉，身体怎么可能不生病呢？

表姐成天对着手机，说是眼睛总感觉很疲劳，问怎么办？

我说，少近手机，多近田地，放下手机，多活动四肢就不会疲劳了。

表姐说有没有不用放下手机又可缓解疲劳的办法？

我摇摇头反问道，有没有不吃饭就可以吃饱的办法？

表姐放下手机说，没有。

我说："用枸杞子和菊花泡水喝吧，可以缓解眼部疲劳。"

表姐说："你早说嘛！"

我说："你不放下手机，早说晚说都一样，尽量少玩吧。肝开窍于目，时间久了，不仅仅是眼睛出现问题，膝关节也会出现问题，到时候口腔溃疡、失眠、脱发、胆囊炎会蜂拥而

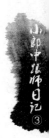

至，不可因小失大。"

表姐说："怪不得外婆说你很少玩手机。"

一个亲戚咨询我，说胃不好，吃什么就拉什么，有一段时间吃两个红枣都会上火，吃一片当归，肚子就会翻江倒海得难受。

我说："知道自己什么不能吃就别吃，如果吃什么就拉什么，可以买上两瓶同仁堂的附子理中丸试试。"

之所以买同仁堂的，是因为同仁堂产的里面有姜的辣味。对于我这种吃上半斤红枣也没有不适的人来说，深感幸运。

我经常会遇到一些脾胃差的患者，一片蔬菜，一个鸡蛋都消化不了，心里为他们感到惋惜，同时也会告诉他们养胃五点：少点，慢点，软点，暖点，淡点。

这五点不仅是养胃五点，还是人生健康长寿五点。

欲望少点，动作慢点，脾气软点，说话暖点，生活看淡点。

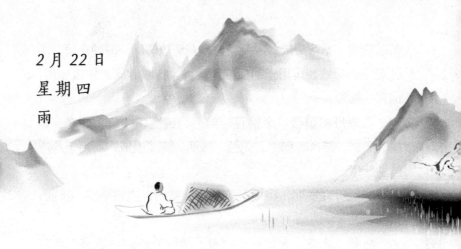

110.

# 木槿皮、重楼、马钱子

今天是《药性歌括四百味》的完结篇，只剩下最后三味药了，这也意味着《小郎中跟师日记③》即将画上圆满的句号。

结束也意味着新的开始，没有遗憾，只有坚定地向前。

木槿皮凉，疥癣能愈，

杀虫止痒，浸汁外涂。

木槿皮性微寒，味甘苦，归大肠、肝、脾经。具有清热利湿，杀虫止痒的功效。用于治疗湿热泻痢，肠风下血，脱肛，赤白带下，阴道滴虫病，皮肤疥癣。

蚤休微寒，清热解毒，

痈疽蛇伤，惊痫发搐。

蚤休，又称七叶一枝花、重楼，性微寒，味苦，有小毒，苦以降泄，寒可清热，入肝经，具有清热解毒，消肿止痛，凉肝定惊的功效。可用于治疗疔疮痈肿，咽喉肿痛，蛇虫咬伤，惊风抽搐等。

夺命丹由重楼、金银花、赤芍、黄连、甘草、细辛、蝉蜕、僵蚕、防风、泽兰、羌活、独活、青皮组成，可用于治疗痈肿疔毒。

现代研究发现，重楼可抗蛇毒，镇痛，镇咳平喘，止血，抗肿瘤。

注意，体虚、无实火热毒者，孕妇及患阴证疮疡者均不宜服用。

番木鳖寒，消肿通络，

喉痹痈疡，瘫痪麻木。

番木鳖，又称马钱子，为活血疗伤药，性寒，味苦，有大毒，归肝、脾经，可散结消肿，通络止痛，用于治疗跌打损伤，痈疽疮毒，咽喉肿痛，风湿顽痹，麻木瘫痪。

因其有大毒，故孕妇禁用，且不宜多服久服或生服，运动员慎用。因其有毒成分可经皮肤吸收，故外用不宜大面积涂敷。

老师常说的小金丹就是由马钱子、制乳香、没药、当归、麝香、香墨、白胶香、草乌、五灵脂、地龙组成，用于治疗各种跌打损伤，瘰疬恶疮。

我在集市上发现有卖皂角刺的，不过被虫蛀坏了。卖菜阿姨说，这说明没打药，没被硫黄熏过，是纯天然的。

先生问要不要买点回去？

我说："被虫蛀过的干皂角刺买回去做什么用？"

先生说："洗澡，可以止痒。"

小郎中跟师日记③

我说："皂角刺可消肿，托疮排脓，用来洗澡止痒，太大材小用了，仙方活命饮和透脓散里都有皂角刺，这是很重要的一味药。"

先生说："这两个方子有什么区别？"

我说："仙方活命饮为疮痈开手第一方，用于治疗痈疽初起未成脓者。而透脓散则用于痈疽脓成未溃者，可以治疗糖尿病合并足趾有脓，疮口久不愈者，效果不是一般的好。"

先生又问："那皂角刺在里面起什么作用？"

我说："未成脓者可消散，已成脓者可促进早溃。想象一下，刺可以把痈疽撕开一道口子，让脓有出口排泄出来。

如同带兵打仗，要想突出重围，必须要杀出一条血路来。又像攻城，必须攻破城门，才能进入城内剿敌。"

先生说："作用这么大，要不买回去备用？中药这么神奇，以后可以用中药帮人调理身体，要持续传播中医中药知识，对吧？"

回到家，林姨正和我妈闲聊。

原来前几天林姨向我妈抱怨说，人老了，晚上睡不着，心里很烦躁，越烦躁越睡不着。

我听后抓了一小撮莲子心给她，让她睡前泡水喝。结果当天晚上喝后一夜无梦，第二天起来精神抖擞，做事都哼着小调。

正应了老师说的那句话：睡得好，人精神状态就好，状态好看什么都顺眼，做什么都开心。

妈说林姨给我女儿送了鸡蛋过来，说是感谢我让她睡了好觉。

我听后嘿嘿地笑了笑说，不用这么客气，林姨能睡好觉，

259

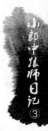

说明莲子心正好对症。

先生问："为什么莲子心可以治疗失眠？"

我说："莲心味苦，苦寒清火消炎热，林姨说她睡不着，心里烦，说明有心火，莲心正好可以降心火。

失眠不仅可以用莲心，还可以在睡前吃一点酸萝卜条或乌梅白糖茶，因为酸有收敛促进安眠的作用。"

先生说："我睡不着时，打开喜马拉雅听你师父讲课的音频，不用 20 分钟就可以入睡，这怎么解释？"

我说："那是因为你专心听音频时，神归于府，就会容易入睡。"

先生对我的这番解释有些不满。

我说："不满可以去书上找答案，等你想明白了再告诉我。"

先生说："失眠这么容易治，为什么还有治不好的失眠？"

我说；"你没听这么一句话吗？就是情重病亦重，情轻病亦轻。一个人生病不外乎外感六淫，内伤饮食情绪，为什么有些人容易治愈，因为他想法简单，没那么多的忧虑。

最难治的就是，患者不断地否定，不断地肯定，又不断地怀疑医生开的处方。"

中医治病，只要真正弄明白"（气）不通则痛，（血）不荣则痛"这两句话，就能够治疗很多疾病。只是疾病不一样，用药有所差异而已。总的来说，万变不离其宗。

今天先生要回公司上班，女儿没像往常那样大哭大闹，只是紧紧地跟着我，也不去找她的伙伴玩儿。

就像我刚回家时一样，就算我休息，她也要在床边守着，玩累了就自己脱下衣服挨着我睡觉。

孩子是很敏感的，同大人一样，害怕失去，害怕离别。

　　其实先生上班也好，我外出学习也罢，只为以后有更多的时间陪伴她一起成长……

　　感谢一直默默陪我成长的忠实粉丝们，谢谢你们对我一路走来的支持，祝你们天天开心，事事如意！

神在手前 · 意透其中 · 如网天罗 · 无病能逃

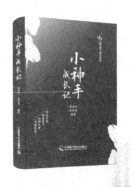

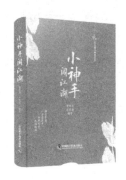

小神手成长记
曾培杰 汪雪美 编著
定价 35.00 元

小神手闯江湖
曾培杰 汪雪美 编著
定价 35.00 元

《小神手成长记》主要记载了作者教授十里八村的儿童明理、认穴、推拿治病的各种小故事，也是真实的治疗案例。作者曾培杰借用生活中的常识、现象来重新解读中医推拿按摩中常运用到的理论。作者以别样的角度重新命名这些难懂的中医推拿专业理论术语，显得活泼有趣又直接明了，如"春阳融雪理论""摇井理论""泄洪减压理论"等40个理论。并为这些理论编写了通俗易懂、朗朗上口的口诀，便于记忆和传播。全书语言风趣幽默，将枯燥的理论改头换面融入一个个小故事中，兼具了趣味性和学术性。适宜广大中医药爱好者和热衷于保健养生的人群阅读参考。

《小神手闯江湖》是《小神手成长记》的姊妹篇，也是这一系列中的实践操作篇。本书作者曾培杰结合自身多年的临床经验，博采众长，详细讲述了头面五官科疾病、消化系统疾病、皮肤科疾病、妇科疾病、泌尿系统疾病等100种疾病的中医推拿治疗方法和简单的方药。作者细致地讲解了每一种疾病，并附有症状、治法、调养宜忌和真实病例。全书结构条理清晰，语言通俗易通，教授的方法简单易学。适合中医药临床工作者和广大中医药爱好者借鉴参考。